Bohnerwachs

und

Kaffeeduft

Demenz Lese-Foto-Arbeitsbuch

Für Rita zugewidmet
am 10. September 2015
Viel Freude mit dem Buch

Karin Biela

Impressum

Die in diesem Buch enthaltenden Informationen sind sorgfältig recherchiert und wurden nach bestem Wissen weitergegeben. Das Werk ist urheberrechtlich geschützt. Die Fotos stammen fast ausschließlich von der Autorin selber und unterliegen dem Copyright. Der Verlag untersagt ausdrücklich die Erstellung von digitalen Kopien, das digitale Speichern und die Weiterverbreitung dieser Materialien in Netzwerken, per E-Mail, Internet oder sonstigen elektronischen Medien.

Es ist kein Verleih und keine gewerbliche Nutzung gestattet.

Erschienen im Telescope Verlag, Mildenau

1. Auflage 2015

Herausgeber:

CHIRON CARE

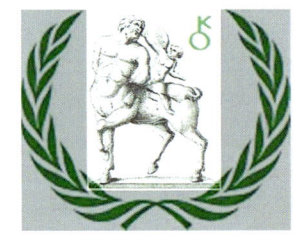

www.chironcare.com

Lektorat: Barbara Stücke, www.barbarastuecke.jimdo.com

Satz & Layout: Riccardo Meusel, www.buchlayout.net

Titelmotiv: © PHOTOSPIRIT Karin Biela, www.photospiritkarinbiela.de

Die Genehmigung zur Veröffentlichung der abgebildeten Personen auf den Fotos (Seite 44 und Seite 78) liegt vor! Weiterhin sind drei Fotos, die nicht von der Autorin und Fotografin stammen, mit den entsprechenden Quellenverweisen versehen.

Inhalt

Über die Autorin	4
Zu diesem Buch	6
Bohnerwachs und Kaffeeduft	9
Eine besondere Brotzeit	19
Oldtimer-Treffen	23
Der rasende Roland	30
Die unverkäufliche Seifenkiste	43
Die kleine Eisdiele in unserer Straße	47
Meine Freunde die Bäume	54
Der alte Eibischstrauch oder die Reise in die Vergangenheit	60
Meine Puppe Katinka	64
Der feuerspeiende Drache	73
Das Märchen von den sieben Walnüssen	86
Das Märchen von der traurigen Kamillenblüte	93
Die Klugheit der Haustiere	94
Eine Gute-Nacht-Geschichte	102

Über die Autorin

Karin Biela, geboren 1959 in Castrop-Rauxel und aufgewachsen in Westfalen, begann zunächst eine Ausbildung als Bürokauffrau und übte diese Tätigkeit einige Jahre in unterschiedlichen Firmen aus. Ihr weiterer beruflicher Werdegang führte Karin Biela ins Sekretariat in einen Münsterschen Verlag. Bereits zu der Zeit entwickelte sich bei ihr das Interesse an selbstverfassten Texten. Doch sollten noch mehr als 20 Jahre als Angestellte an verschiedenen Standorten eines namhaften Elektronik-Großkonzerns vergehen, bis sie eine Neuorientierung in ihrem Leben wagte.

Während der Suche nach dieser neuen und sie erfüllenden Aufgabe engagierte sich Karin Biela ehrenamtlich in der Seniorenbetreuung und Hospizbegleitung. Die Freude an dieser Arbeit bewegte die Autorin dazu, eine Hospizausbildung, eine Ausbildung zur Krankenpflegehelferin sowie eine Ausbildung zur Betreuungsassistentin nach § 87b zu absolvieren. Umfangreiche Weiterbildungen auf diesem Gebiet folgen bis heute. Um ihr breit gefächertes Wissen, ihre beruflichen Fähigkeiten und ihre Lebenserfahrungen bestmöglich für Senioren einzusetzen, gründete Karin Biela im Januar 2011 den privaten Betreuungsdienst „Chiron Care". Seitdem widmet sie sich samt Team in empathischer Weise der professionellen Demenz- und Seniorenbetreuung.

Neben ihrer Tätigkeit als Inhaberin von „Chiron Care" geht Karin Biela ihrer weiteren Passion nach, als Autorin zu schreiben. Bei ihrem hier vorgelegten Werk handelt es sich um ein facettenreiches Lese-, Foto- und Arbeitsbuch, das für Angehörige und Betreuer von Demenzkranken gleichermaßen eine wertvolle Hilfe und für die Senioren eine Quelle der Freude darstellt. Weitere kreative Schwerpunkte im Leben von Karin Biela sind das Fotografieren und die erfolgreiche Teilnahme an zahlreichen Fotowettbewerben, ihre Affinität zu Island, ihre Liebe zur Natur und ihr Interesse an spirituellen Themen. Karin Biela lebt heute verheiratet und mit zwei Katzen sowie einem Hund in München.

Widmung

Dieses Buch widme ich allen Menschen, denen demenziell erkrankte Senioren am Herzen liegen und die sich privat, ehrenamtlich oder beruflich für sie engagieren.

Mein besonderer Dank gilt Barbara Buchner, mit der ich unsere gemeinsame Vision von einer „Demenz-Betreuung mit Leib und Seele" durch die Gründung von „Chiron Care" erfolgreich umsetzen konnte.

Ebenfalls danke ich meiner geschätzten Kollegin und Freundin Klaudia Meltl-Griesberger, die mich zum Schreiben dieses Buches ermunterte.

Einige Fotos wurden von mir im Museum für Deutsche Automobilgeschichte in Amerang aufgenommen. Für diese Möglichkeit und die Genehmigung zur Veröffentlichung danke ich dem Museumsleiter Herrn Hans Klauser.

In tiefer Verbundenheit gedenke ich meiner Großmutter, bei der ich eine unbeschwerte Kindheit verlebte. Diese wunderbaren Erinnerungen inspirierten mich zu der einen oder anderen Vorlesegeschichte.

Zu diesem Buch

Angesprochene Leser
Für Angehörige, für Ehrenamtliche sowie für das Fachpersonal in Einrichtungen, die mit der Betreuung und Versorgung demenzerkrankter Senioren betraut sind.

Ziel dieses Buches …
ist es, den Betreffenden eine Hilfe an die Hand zu geben, jederzeit aus dem Stegreif eine Beschäftigungsstunde/-einheit durchzuführen – und das ganz ohne vorherige und eigene Vorbereitung. Dies schafft wertvolle Zeitersparnis und vermittelt Inspirationen für einen bunten und vielfältigen Alltag. Dieser Ideengeber kann Sie dazu animieren, gewohnte Wege zu verlassen, um auch mal unkonventionelle Aktivitäten für Senioren anzubieten.

Aufbau des Buches. Das Werk basiert auf folgenden vier Bausteinen:
- Vierzehn Vorlesegeschichten.
- Zahlreiche ausschmückende und ergänzende Farbfotos im inhaltlichen Kontext zu den jeweiligen Vorlesegeschichten.
- Weiterführende Informationen zum jeweiligen Thema der Vorlesegeschichte.
- Auf die Geschichte bezogene Aktivierungs- und Beschäftigungsangebote.

Dieses Lese-, Foto- und Arbeitsbuch bietet ein umfangreiches Repertoire von Themen an, die in beliebiger Reihenfolge ausgewählt und behandelt werden können.

Die Vorlesegeschichten …
behandeln Themengebiete, die Frauen und Männer gleichermaßen ansprechen. Da Demenzkranke oft mehr wissen sowie kreativer bzw. leistungsfähiger sind, als oft angenommen wird, bevorzugt die Autorin lebensnahe und gelegentlich auch komplexere Themen. Nach ihrer Erfahrung aus der Praxis hält sie es keineswegs für notwendig, Senioren ausschließlich zu „schonen", sondern sie befürwortet es, auch mal Themen mit Diskussionspotential in den Raum zu stellen. Gleichwohl bieten die Geschichten Entspannung, Humorvolles, Fantasiereiches, Biografisches und Alltägliches.

Die Farbfotos …
stammen von der Autorin selbst, die mit künstlerischem Anspruch und mit viel Liebe zum Detail fotografiert. Die Fotoinhalte stellen visuelle Reize für die Betrachter dar und können positive Emotionen und Wohlgefühl auslösen. Mit dem gezielten Einsatz der Fotos will die Autorin bewirken, dass mögliche Erinnerungen erwachen und dass die Geschichten für demenziell Erkrankte lebendiger werden.

Weiterführende Informationen …

zu den Vorlesegeschichten stellen einen zusätzlichen Service der Autorin dar, um durch interessante Zusatz- und Hintergrundinformationen das jeweilige Thema zu vertiefen und weiter auszuleuchten.

Aktivierung / Beschäftigung …

Sinnvolle Aktivierung und Beschäftigung sind das wesentliche Instrument in der anspruchsvollen Demenzbestreuung. Deshalb ist die Erhaltung der vorhandenen Ressourcen unablässig. Die große Auswahl an vorgeschlagenen Angeboten umfasst Biografiearbeit, Gedächtnistraining, Körperwahrnehmung, Stimulation der Sinne, Förderung von Motorik und Kreativität. Hierbei agiert die Autorin experimentierfreudig, Neugierde-weckend, humoristisch und einfühlsam.

Abschließende Tipps …

beenden mit wertvollen Hinweisen das jeweilige Kapitel und sollen mitunter zum Ausprobieren anregen.

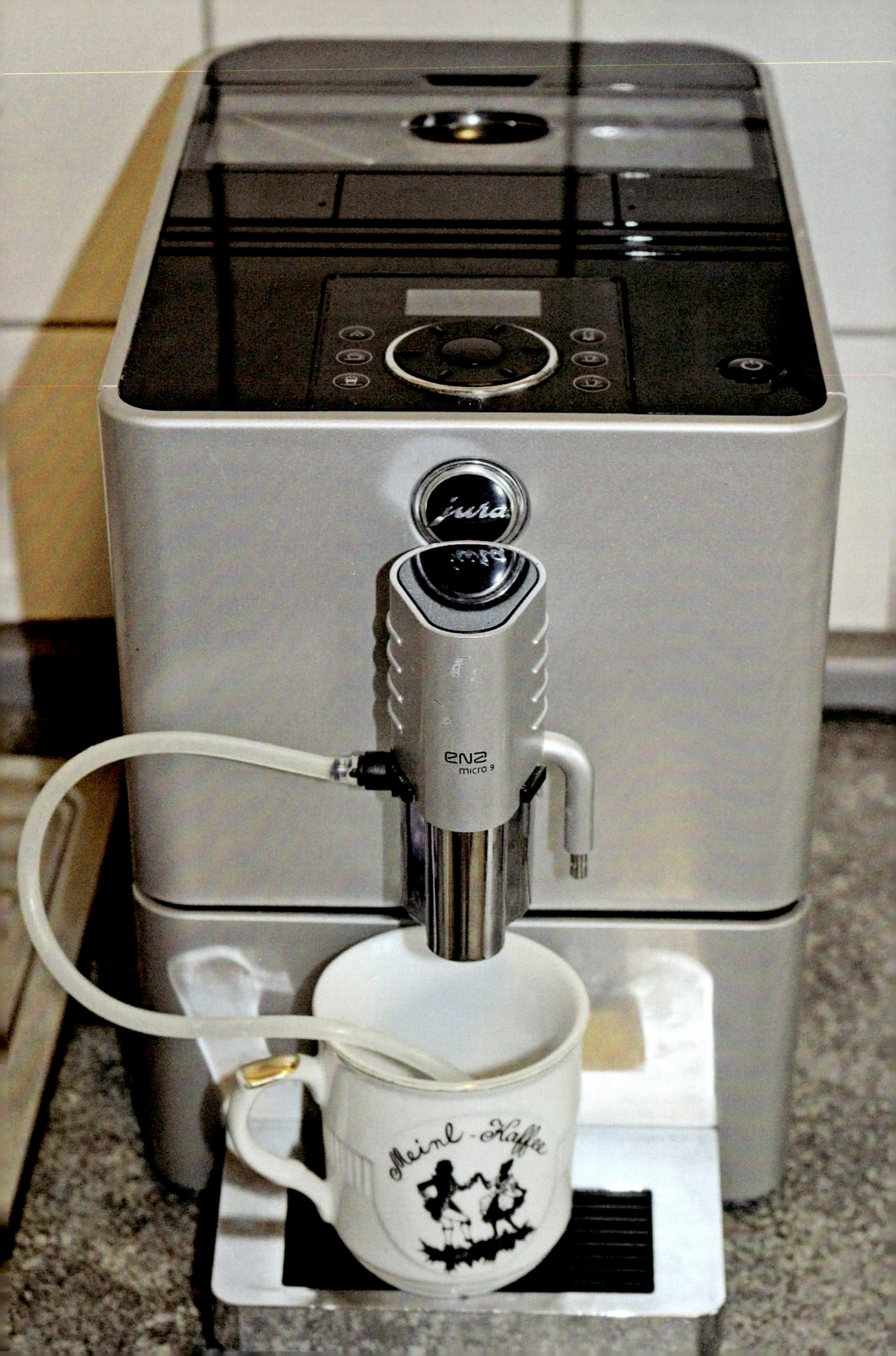

Bohnerwachs und Kaffeeduft

Heute Morgen fühlte ich mich ausgeruht, als mich das fröhliche Gezwitscher der Vögel weckte. Ich beobachtete die ersten Sonnenstrahlen, die von der Ostseite in mein Schlafzimmer fielen. Ich schaute auf den Wecker, der mir 8.00 Uhr anzeigte. Ich genoss die Wärme und Gemütlichkeit in meinem Bett und beschloss, noch eine Weile im Bett zu bleiben – denn heute ist mein freier Tag! Sie müssen wissen: ich schlafe gern mal etwas länger oder genieße es, bereits im Wachzustand meine Gedanken auf Reisen zu schicken. Meine Gedanken übernehmen dann eigenständig die Regie und führen mich an die schönsten Plätze. Angenehme Erinnerungen sind mein einziges Gepäck. Wie oft bin ich schon so gereist, ohne jemals einen Fuß vor den anderen gesetzt zu haben. Solche morgendlichen Traumreisen oder Fantasiewanderungen unternehme ich regelmäßig und genieße diese Art der Entspannung, bis ich dann wieder in der Realität angelangt bin.

Ich überlegte kurz, ob ich in die Küche gehen soll, um mir mit unserem neu angeschafften Kaffeeautomaten einen Cappuccino zu bereiten. Ich verwarf diese Idee und räkelte mich gemütlich wie eine Katze im warmen Bett, um weiter meinen Gedanken nachzuhängen.

Automatisch kommt mir unser neuer Edel-Kaffeeautomat in den Sinn. Ausgestattet mit vielen Knöpfen und hochmoderner Anzeige lässt er das Herz von Kaffeeliebhabern höher schlagen und keine Wünsche offen. Auf Knopfdruck zaubert er alle erdenklichen Kaffeespezialitäten in verschiedenen Stärken und kommt auf diese Weise den unterschiedlichen Vorlieben der Kaffeegenießer sehr entgegen. Ein blaues LED-Licht unterstreicht den edlen Eindruck des Gerätes in besonderer Weise.

Mein technikbegeisterter Schatz verliebte sich bereits auf den ersten Blick in diesen Kaffeeautomaten. Auch die gekonnte Vorführung durch den Verkäufer trug dazu bei, dass die beiden Verliebten schnell zueinander fanden und der Kauf in Windeseile über die Bühne ging! Selbstverständlich interessierte sich mein Schatz vor dem Kauf für mein fachkundiges Urteil und auch der hohe Preis kam ins Gespräch. Doch legte ich kein Veto ein und beschloss, mich von der vorhandenen Begeisterung anstecken zu lassen und mich an den glänzenden Augen meines Partners zu erfreuen.

Mein Schatz unterstützt mich schließlich auch bei meiner Pflanzenbegeisterung und erhebt keinerlei Einwände, wenn ich wieder einmal mit vielen Blumen bepackt aus einem Gartencenter komme. Meine Pflanzenliebe geht sogar so weit, dass ich auf unserem Balkon oftmals kaum noch einen Platz finde, um den neuen Blumen ein Zuhause zu bieten. Der Balkon ist ein buntes Paradies in voller Blütenpracht, übersät mit unzähligen Töpfen, Blumenkästen und Hängeampeln. Meine Leidenschaft – mich mit vielen Gewächsen zu umgeben – lässt mich halt nicht wiederstehen, immer wieder neue, hübsche Pflanzen zu kaufen. Ich fühle mich sehr mit meinen Pflanzen verbunden, hege und pflege sie liebevoll und spreche sogar mit ihnen. Diese Gewohnheit kenne ich von meiner Großmutter, die auch immer mit ihren Pflanzen sprach.

Ob sich so etwas vererbt? Ich bin überzeugt davon, dass meine Großmutter mir ihren sogenannten „grünen Daumen" und ihre Freude an Blumen tatsächlich weitergab. Wenn ich an Omas schönen Garten denke, bringt mich das noch heute ins Schwärmen. Ich erinnere mich an die herrlichen verschiedenen Stauden, die Oma so geschickt anpflanzte, dass zu jeder Jahreszeit ein üppiger Blumenschmuck den Garten zierte. Insbesondere die Wicken mit ihren zarten Blüten verzauberten mich schon als Kind.

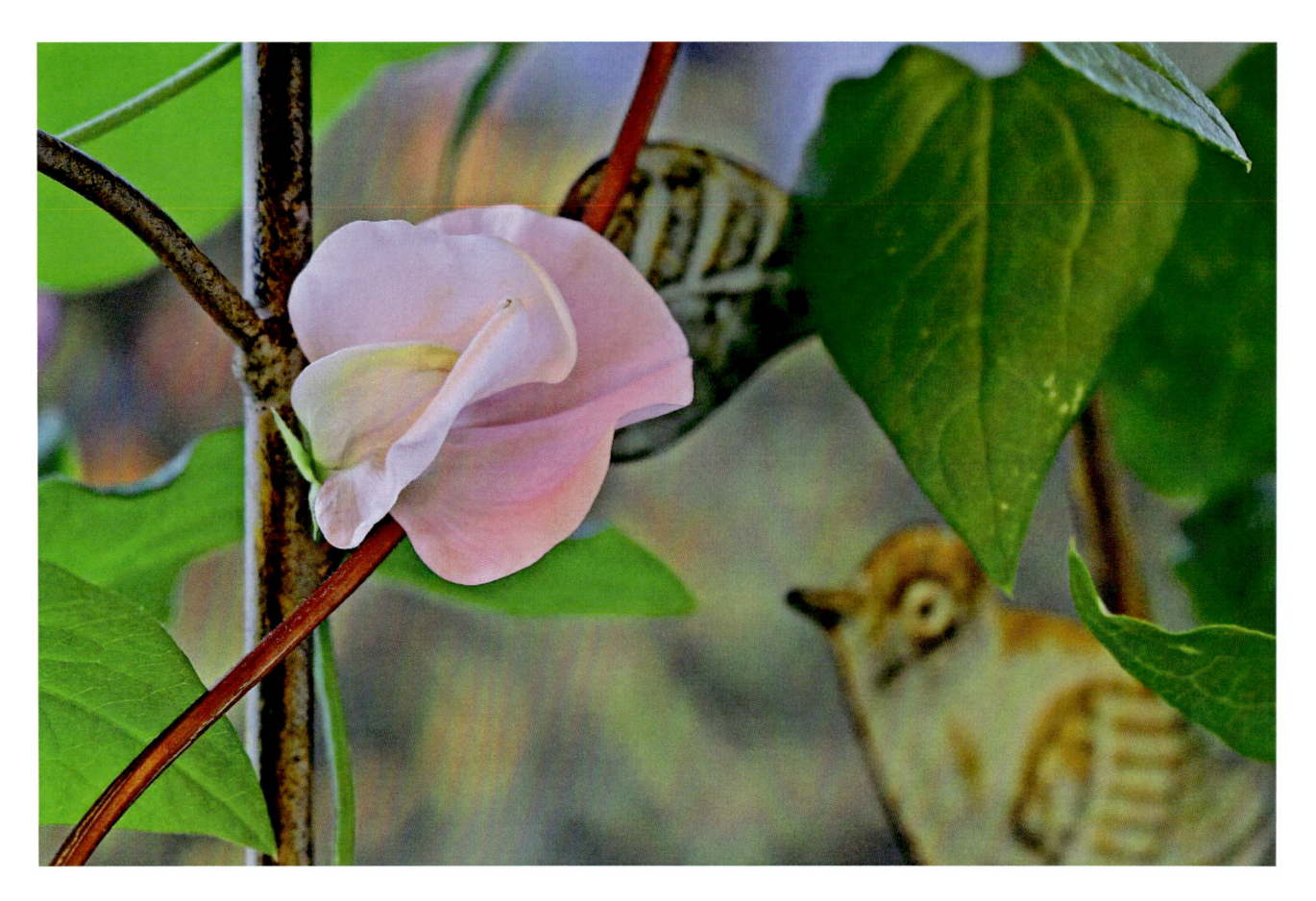

Selbstverständlich machte es viel Arbeit, den großen Garten und das ganze Haus zu bewirtschaften. Neben dem Garten, der vom Haus aus auf der linken Seite lag, befand sich rechtsseitig die Waschküche. Eine vollautomatische Waschmaschine gab es damals noch nicht und so plagten sich die Hausfrauen, die Wäsche in Waschküchen auf einem Rubbelbrett von Hand und mit viel Kraftaufwand zu waschen, um sie anschließend draußen zum Trocknen aufzuhängen.

Meine Großmutter gehörte zu einer Generation, die die Hausarbeiten ausschließlich von Hand erledigte. Mir fällt als weiteres Beispiel dafür ein, dass die Teppiche regelmäßig mit einem Klopfer im Freien ausgeklopft wurden, da es noch keine Staubsauger gab. Doch diese Klopfer dienten nicht nur zur Reinigung von Teppichen, sondern fanden auch zweckentfremdete Anwendung. Ein einziges Mal muss ich meine Oma so sehr verärgert haben, dass sie in ihrer Kittelschürze und mit dem Teppichklopfer drohend schwingend hinter mir her lief, um mir den Hintern zu versohlen. Zum Glück war ich so flink, dass meine Oma ihre angedrohte Züchtigung nicht verwirklichen konnte. Da meine Großmutter ein mildes Gemüt besaß, wiederholte sie diesen Versuch kein weiteres Mal.

Putzen – da zeigte meine Oma leidenschaftlichen Ehrgeiz! Oh, ich erinnere mich an keinen einzigen Tag, an dem sie nicht ohne Staubwedel, Putzlappen, Kehrblech oder Ähnlichem im ganzen Haus mit größtem Eifer unterwegs war. Diese früher sehr übliche Reinigungsprozedur fand zum Ende der Woche ihren Höhepunkt. Mit Hingabe putze meine Großmutter alle Böden zunächst nass und wischte sie anschließend trocken. Das allein reichte jedoch nicht aus! Nein, die Bodenpflege setzte sich durch das Einreiben mit Bohnerwachs und das abschließende auf Hochglanz-Polieren fort. Vielleicht stammt daher der Begriff „Bodenkosmetikerin"? Ich erinnere mich noch heute – jetzt als 55-jährige Frau – an das genaue Aussehen der Bohnerwachstube. Und der Geruch von Bohnerwachs steckt mir bis heute in der Nase. Ich empfinde diesen Geruch als äußerst angenehm, weil er in mir ein wohliges und vertrautes Gefühl auslöst. Vertraute Gerüche sind doch etwas Wunderbares, finden Sie nicht auch?

Es überkommt mich eine ähnlich heimelige Stimmung, wenn ich an das frische Aufbrühen von Kaffee denke. Ich glaube, dass es vielen so geht. Benutzten Sie früher auch die weißen Melitta-Steingutfilter, in die Sie die Filtertüten korrekt platzierten, um dann das Kaffeepulver mit kochend heißem Wasser langsam zu übergießen?

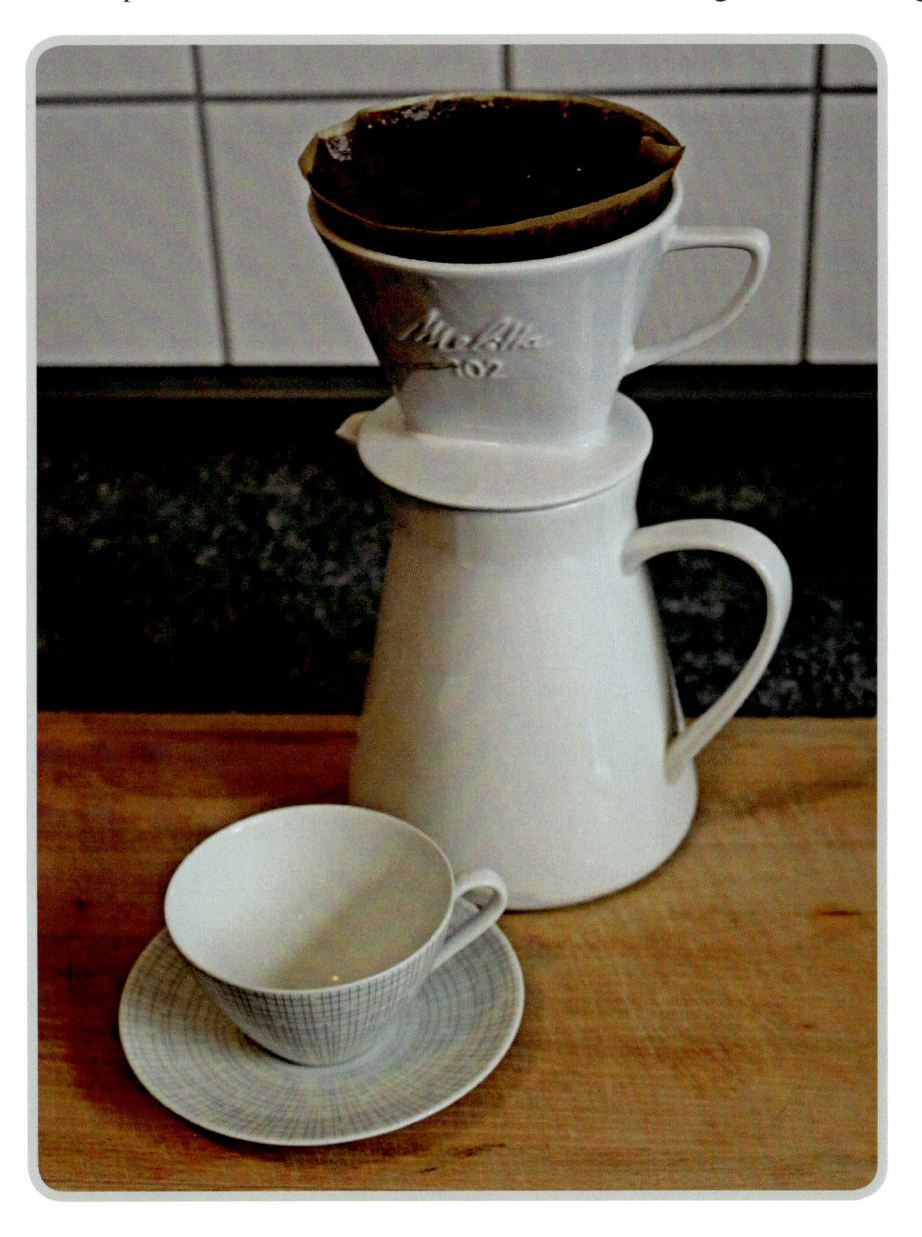

Als ich Kind war, zählte es zu meiner Lieblingsaufgabe, Kaffeebohnen mit einer mechanischen Kaffeemühle zu mahlen, was ich mit einer andächtigen Inbrunst erledigte. Rückblickend würde ich sagen, dass das Kaffeemahlen für mich damals eine Art der Meditation war, wie ich mit gleichmäßiger Geschwindigkeit und in völliger Harmonie das Mahlwerk betätigte. Ich denke dabei an eine buddhistische Gebetsmühle, die dieses ähnliche Drehprinzip aufweist, um eine hoch spirituelle und meditative Zeremonie auszuführen.

Noch immer im Bett liegend, rieche ich förmlich den Kaffeeduft und mich überkommt eine Sehnsucht nach diesem sinnlichen Erlebnis von damals. Sofort springe ich begeistert noch im Nachthemd aus dem Bett, eile in die Küche und suche im Schrank nach den Utensilien. Sofort beginne ich mit Freude, meine erste Tasse Morgenkaffee nach Omas Methode aufzubrühen. Sie werden es vielleicht nicht glauben, aber ich verwahre mehr als 35 Jahre lang Omas alten Melitta-Kaffeefilter. Der Porzellanfilter ist inzwischen mit zahlreichen Haar-Rissen versehen und einige Kanten sind schon abgesprungen. Auch die noch intakte Handkaffeemühle aus hellbraunem Holz zählt zu Omas Erbstücken, die mir sehr am Herzen liegen.

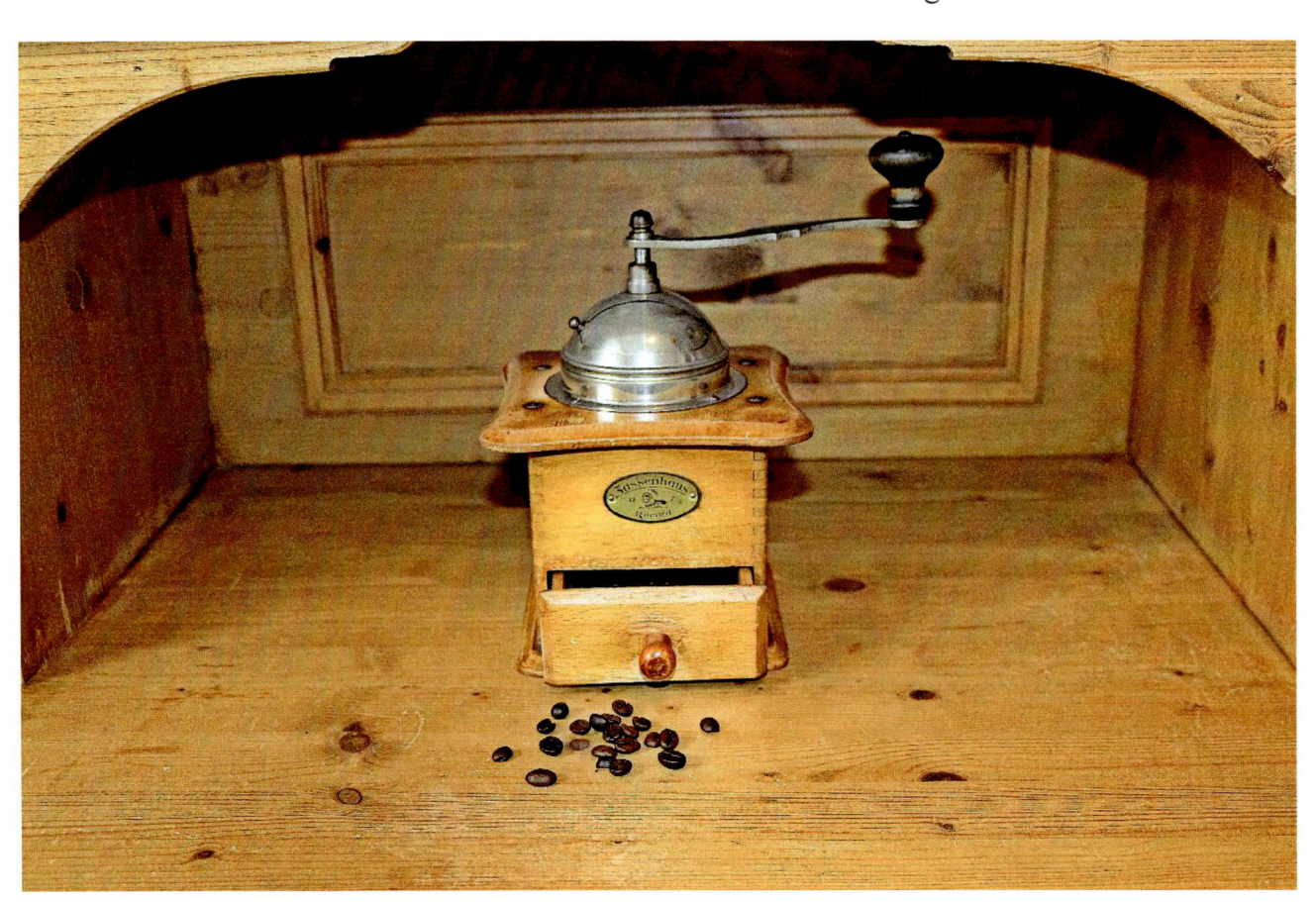

Tipp:

Veranstalten Sie eine Kaffeetafel und bereiten Sie dazu den Kaffee nach dieser alten Methode aus Omas Zeiten zu. Wenn möglich, lassen Sie die Bohnen von den Bewohnern mechanisch mahlen und brühen sie den Kaffee frisch auf. Das Dufterlebnis spricht die Erinnerungen der demenziell erkrankten Senioren an und vermittelt ihnen Vertrautheit.

Die Utensilien (Kaffeemühle, -filter, -löffel, -bohnen, -tasse samt Untertasse) eignen sich ebenfalls für eine 10-Minuten-Aktivierung. Hierbei benennen die Kaffeegäste nach Möglichkeit das Zubehör. Außerdem kann die Tafel von den Teilnehmern eingedeckt werden und beim gemeinsamen Kaffeeklatsch ist jede erzählte Geschichte willkommen.

Passendes Geschirr oder Möbel aus „alten Tagen" tragen zu dieser stimmigen Atmosphäre bei. Durch die Erinnerungen an die Kindheit/Jugend gelingt es häufig, die Wahrnehmung und das Denken zu mobilisieren und mehr Lebensfreude zu wecken. Daher sind nostalgische Ecken oder Retro-Zimmer ein sehr geeignetes Mittel in der Demenzbetreuung. Warum also das nächste Kaffeekränzchen nicht im Stile der 50-er Jahre veranstalten?

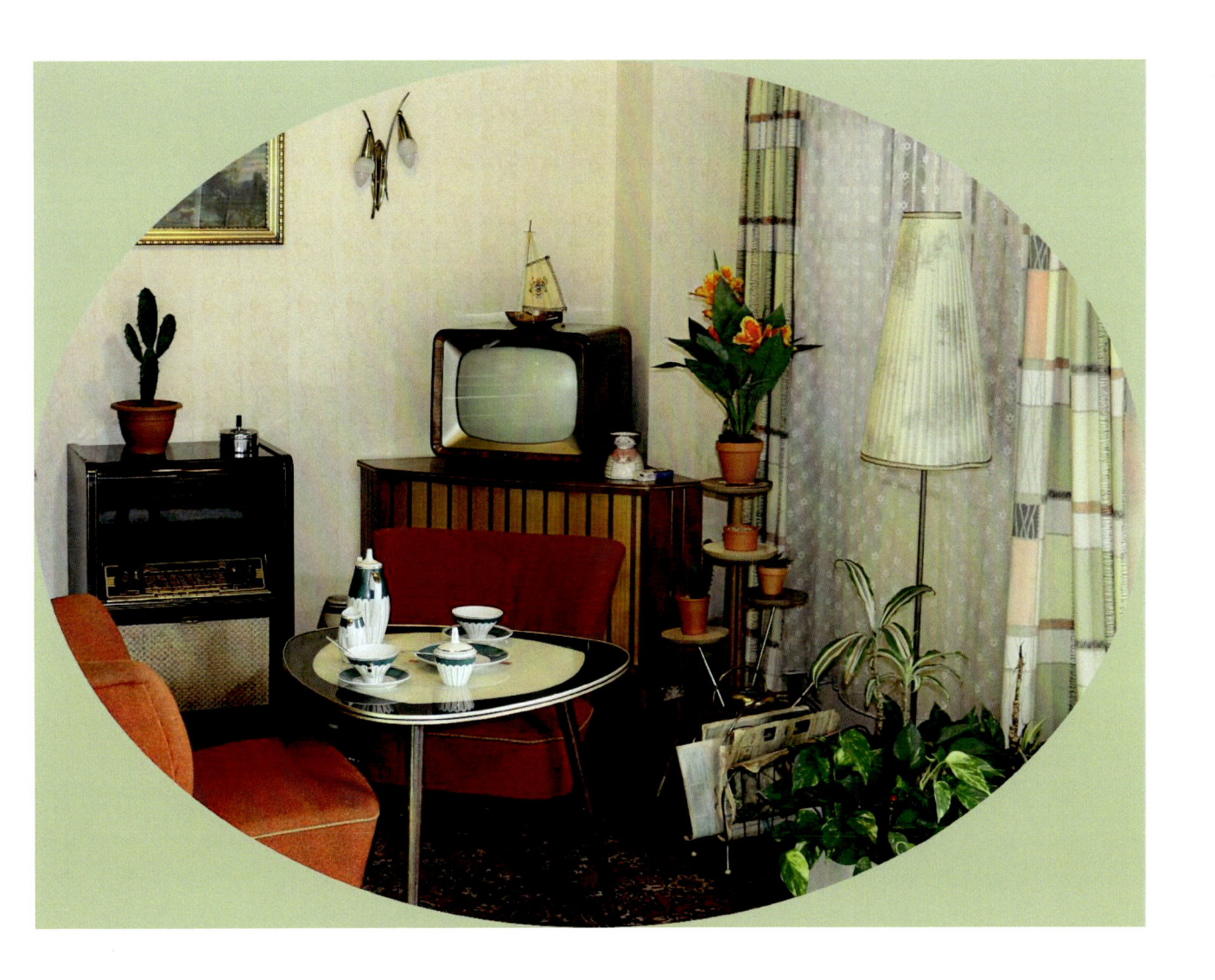

Auch Kaffeerunden mit speziellem Motto sind eine gute Methode, um Abwechslung in den Alltag zu bringen und um eine Rückerinnerung zu fördern. Folgende Beispiele könnten ohne viel Aufwand umgesetzt werden:

„Wiener Kaffeehaus" mit Walzermusik und Wiener Spezialitäten.

„Tanz-Cafe", um bei Evergreens zu verweilen. Mobile Senioren können nach Herzenslust das Tanzbein schwingen, denn Musik und Bewegung sind die besten Therapeuten.

„Literatur-Cafe" für Freunde der Poesie.

Ein Gedicht von mir zum Thema „Demenz" und eine Linkempfehlung für eine Auswahl von literarischen Kostbarkeiten:

Stufe um Stufe, schreite ich
des Lebens vergängliche Zeit.
Vergessen ist das blasse Heute,
die nahe Zukunft viel zu weit.
Lass mich lieber tragen von
Momenten der Glückseligkeit,
wenn Erinnerungen, wie duftende Rosen
in luftige Höhen ranken
und unbekannte Tore sich öffnen,
durch manch diffusen Gedanken.
Dann tanze ich in einer
mir völlig fremd erscheinenden Welt
und wage zu hoffen,
dass ein liebes Herz meine Seele erhellt …

www.gedichte-lyrik-poesie.de

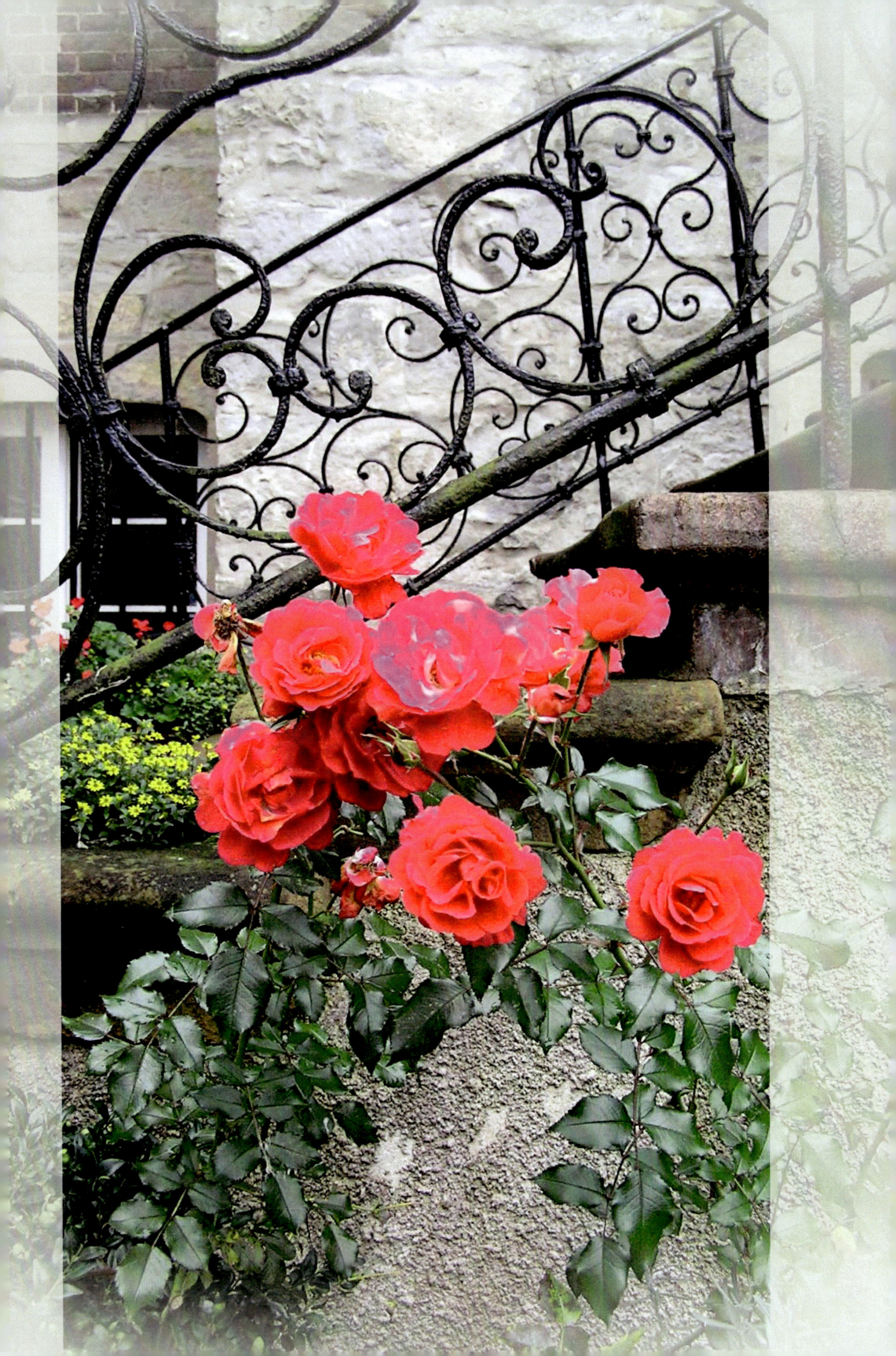

Weiterführende Informationen

Am Anfang der Vorlesegeschichte ist die Rede davon, Gedanken auf Reisen zu schicken. Demenzkranke profitieren sehr gut von sogenannten „Fantasiereisen". Ähnlich wie beim Autogenen Training dienen sie der Entspannung und werden gut angenommen. Empfehlenswert sind Reisen mit jahreszeitlichen Themen (z. B. tanzendes Laub im Herbstwind, Vogelgezwitscher im Frühling) oder Reisen mit Natureindrücken (z. B. Meeresstimmung, Wald, Wiese, Wolkenbilder am Himmel). Zu abstrakte Reisethemen eignen sich nicht. Achten Sie darauf, eher kurze Reisen zu veranstalten. Hier passt der Ausspruch „In der Kürze liegt die Würze".

Aktivierung / Beschäftigung: Fantasiereise

Kleine Vorbereitungen, bevor die Reise beginnt:

Lüften Sie den Raum und temperieren ihn anschließend ausreichend.

Achten Sie darauf, dass die Teilnehmer eine bequeme Sitzhaltung einnehmen und ausreichend Bewegungsfreiheit besitzen.

Beachtenswertes während der Reise:

Sprechen Sie langsam, deutlich und für die Senioren gut hörbar.

Bestimmen Sie den Reiseverlauf selber. Sie können dabei ganz spontan und intuitiv vorgehen und Ihre eigenen Worte wählen. Oder Sie verwenden einen vorgegebenen Text, den Sie für eine Reise als geeignet halten.

Hier ein Textbeispiel aus meiner Betreuungspraxis von einer Traum- oder Fantasiereise:

Ich möchte Sie einladen auf eine zauberhafte Fantasie-Reise.

Lassen Sie sich von mir in einen blühenden Garten begleiten!

Treten Sie ein in das Reich der Sinne.

Schließen Sie Ihre Augen.

Wandeln Sie durch blühende Beete, die rechts und links Ihren Weg säumen.

Am Ende des Weges steht eine Bank. Schreiten Sie entspannt zur Bank. Setzen Sie sich auf die Bank und lehnen sich an.

Genießen Sie die Ruhe und Entspannung.

Atmen Sie die frische Luft ein und lassen Sie die milden Sonnenstrahlen in ihr Gesicht fallen. Die angenehme Wärme durchströmt Ihren Körper.

Es geht Ihnen gut.

Lauschen Sie den zwitschernden Vögeln. Sie singen ein Lied für Sie.

Lassen Sie sich von der wohlklingenden Melodie beflügeln.

Sie träumen auf der Bank. Sie schauen sich um und sehen den herrlichen Garten.

Ein kleiner Springbrunnen plätschert leise vor sich hin. Der laue Wind streichelt Ihre Haut und Ihr Haar.

Sie fühlen sich angenehm und frisch.

Neben der Bank steht Ihre Lieblingsblume und verströmt betörenden Duft. Riechen Sie an den geöffneten Blüten.

Sie atmen ruhig und gleichmäßig.

Sie sind vollkommen zufrieden in dem kleinen Paradies.

Die Erholung tut so gut.

Sie genießen die langen, stillen Augenblicke … (lange Pause)

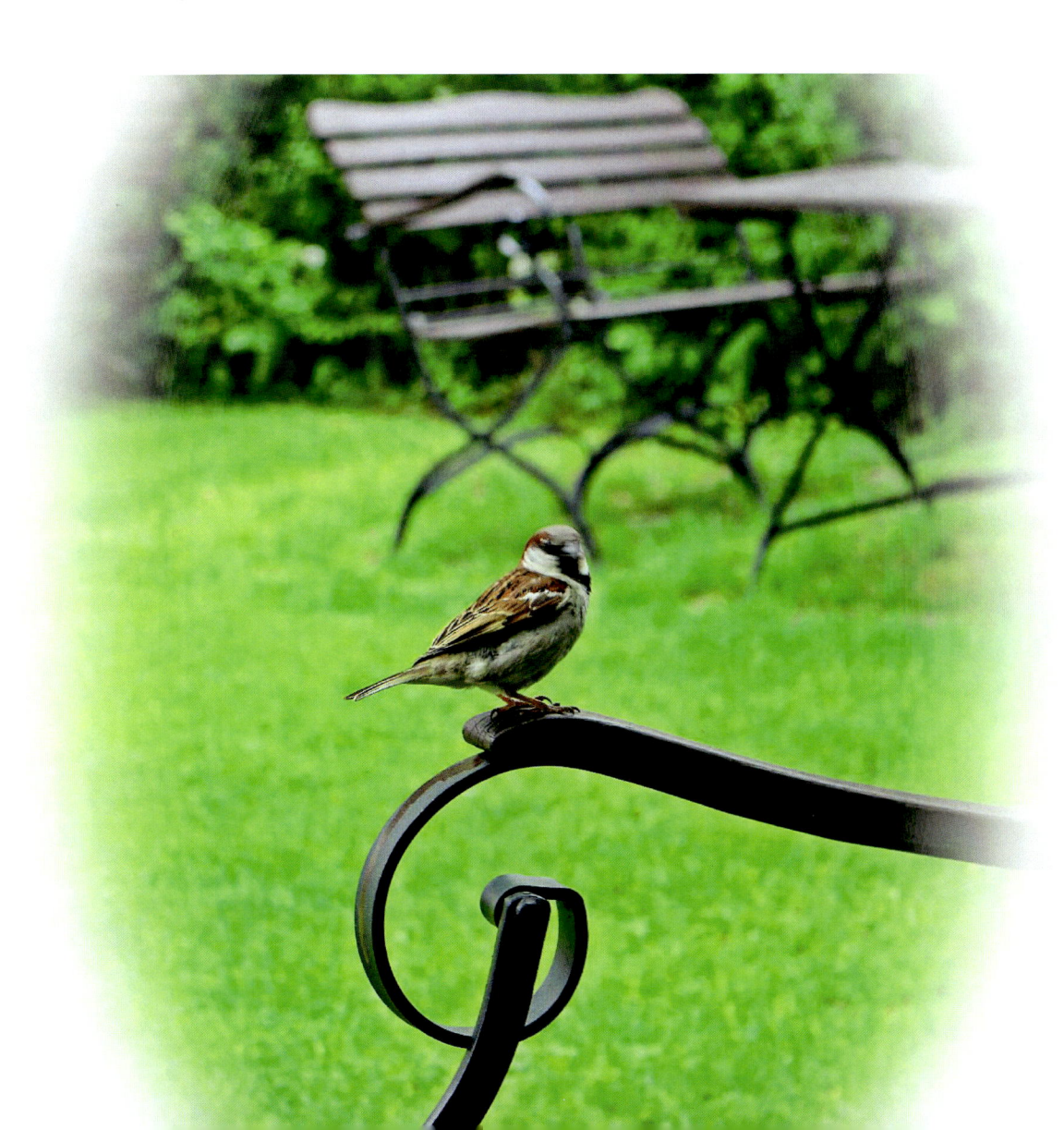

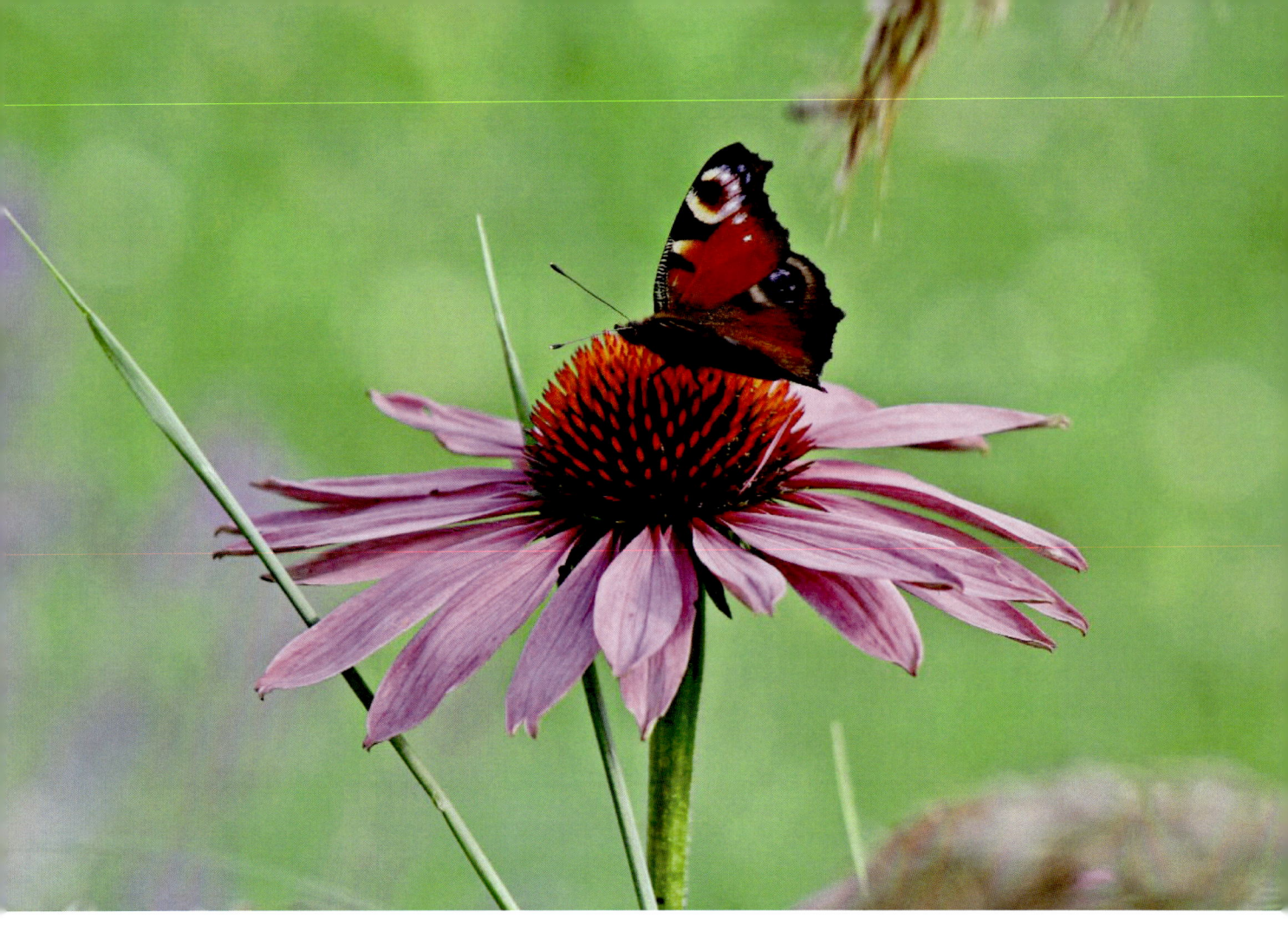

Ein bunter Schmetterling fliegt vorbei. Er fliegt in Richtung des Ausganges und zeigt Ihnen den Weg zurück.

Sie schauen ihm hinterher.

Nun wird es Zeit, den Rückweg anzutreten.

Sie recken und strecken sich. Die Arme strecken Sie nach oben. Auch die Beine strecken Sie von sich.

Noch einmal räkeln Sie sich. Vielleicht müssen Sie gähnen.

Sie atmen tief und fest ein und aus.

Wohlbefinden durchströmt Ihren Körper.

Mit neuer Kraft stehen Sie von der Bank auf.

Sie begeben sich auf den Rückweg.

Sie kommen wieder „hier" in unserem Raum an!

Sie nehmen die Geräusche neben sich wahr, öffnen die Augen und lächeln Ihrem Sitznachbarn zu.

Ich danke Ihnen, dass Sie mit mir die Reise in den Garten unternommen haben.

Ich wünsche Ihnen heilsame Erinnerungen an diese Traum-Reise. Nehmen Sie die gewonnene Frische und Kraft für Ihren Alltag mit!

Eine besondere Brotzeit

Vor einiger Zeit besuchte ich mit meinem Partner dessen Eltern im Altenheim. Wir nahmen unseren Hund Chiron mit. Die Eltern leben in diesem Heim seit fast 5 Jahren. Zuvor verkauften sie ihr großes Haus, denn die Arbeit in Haus und Garten fiel ihnen von Jahr zu Jahr schwerer. Erfreulicherweise lebten sie sich recht schnell in die neue Situation ein und fühlen sich in dem Seniorenwohnheim sehr wohl. Das einzige, was mein Schwiegervater beanstandet – wohl auch zu Recht – ist das Essen! Sie müssen wissen, dass er durch die hervorragenden Kochkünste seiner Frau sehr verwöhnt ist. Verständlich, dass ihm öfter mal das Essen nicht schmeckt und dass er sich nach den guten, alten Gerichten sehnt. Da wäre als erstes seine geliebte Pfannkuchensuppe, die es immer sonntags Zuhause gab.

Als echter Bayer verschmäht mein Schwiegervater natürlich auch keinen Schweinsbraten und ein süffiges Weißbier dazu. Überhaupt liebt er es deftig und demzufolge auch ein Stück Geräuchertes. Eine „Kaminwurz" oder luftgetrocknete „Polnische" lässt sein kulinarisches Herz höher schlagen. Da wir seine Vorlieben bestens kennen, kauften wir vor unserem Besuch die aufgezählten Wurstsorten und auch das frische Brot dazu. So trafen wir mit einer großen Tüte vom Metzger und Bäcker bei unseren Lieben ein. Sie freuten sich sehr über unser Kommen und wir deckten gemeinsam den großen Tisch für eine zünftige Brotzeit. Wir stellten Holzbrettchen und Gläser bereit. Eine Schüssel mit Radieschen, Gurken und Tomaten rundeten das Essen ab. Für jeden gab es ein Glas Bier.

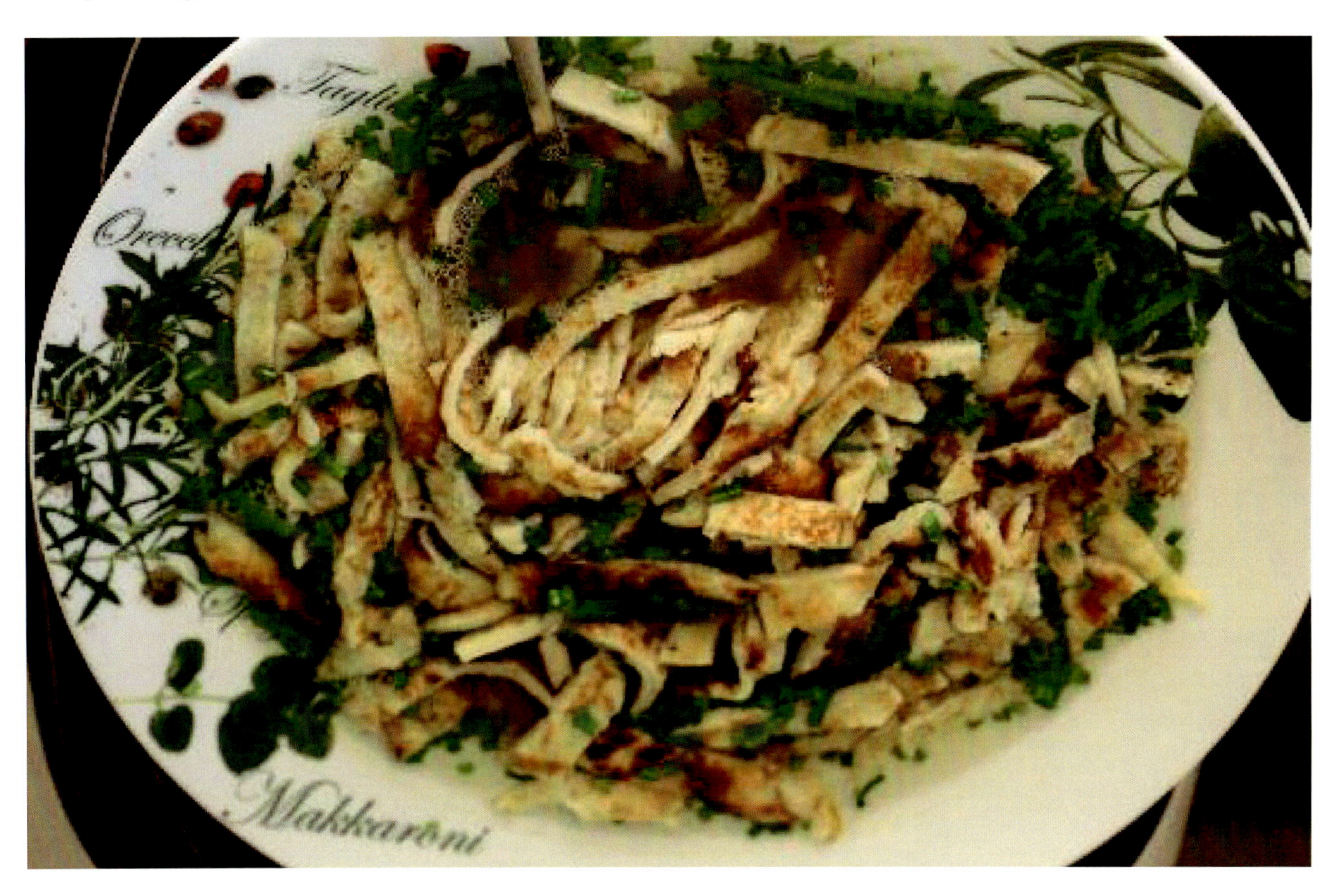

Vater holte ein wunderschönes, altes Taschenmesser mit einem Griff aus Hirschhorn aus dem Schrank. Das Messer schenkte ihm sein Freund, mit dem er früher regelmäßig zum Fischen ging. Dieses Messer stellt für ihn etwas ganz Besonderes dar und mir imponierte es sehr, wie geschickt er damit umging. Gekonnt schnitt er das Geräucherte und portionierte es in 5 gleichmäßige Teile. Dem Hund lief schon das Wasser im Maul zusammen und er blickte erwartungsvoll zu Vater auf, um seinen Teil zu bekommen. Beim Anblick dieser treuen und herzerweichenden Augen konnte Vater nicht anders, als ihm den ersten Bissen zu geben, anstelle – wie sonst üblich – seine liebe Frau damit zu versorgen. Ehe wir unser Stück in der Hand hatten, war das Leckerli vom Hund verputzt. Er schleckte mit seiner Zunge um sein Maul und wartete auf den nächsten Bissen.

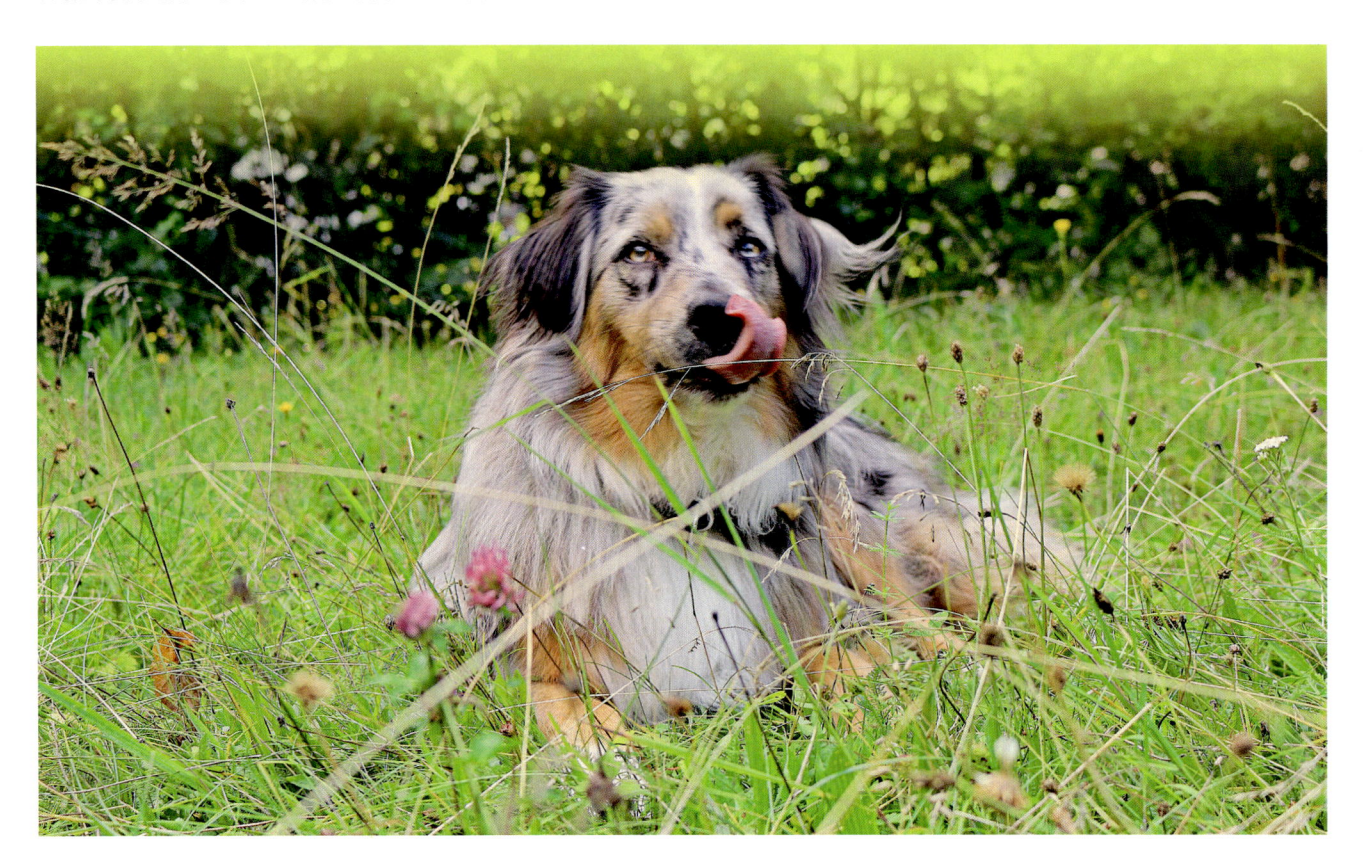

Und tatsächlich nahm Vater die zweite Portion und gab sie lächelnd dem Hund. Wir wunderten uns über diese Vorgehensweise und warteten geduldig auf unsere Ration. Ich biss verlegen auf dem frischen Brot herum und sah, wie Chiron mit einem Biss das Geräucherte schnappte und es im Nu verschlang. Nun waren wir aber gespannt und ahnten, was kommen würde. Und tatsächlich: Auch die dritte Zuteilung bekam keiner aus der Familie, sondern der Hund, angelockt mit dem flehenden Blick. Chiron ließ es sich schmecken und schmatze ungeniert vor sich hin, als ihm doch – oh Wunder – der vierte Anteil gereicht wurde. „Ach!" seufzte Vater „Was soll es! So soll der liebe Hund auch noch den Rest erhalten. Wir haben ja noch die anderen Würste." So dachten wir jedenfalls …, denn zu Beginn unseres Besuches packten wir die Würste aus dem Papier und legten sie separat auf einen Teller. Doch oh Schreck! Wir trauten unseren Augen nicht! Der Teller war inzwischen leer! In einem unbeaufsichtigten Moment muss sich unser Hund wohl selbst bedient haben.

Wir schauten zu Chiron, der uns selig anblickte, als wenn er kein Wässerchen trüben könnte und wir brachen in ein lautes Gelächter aus. Das war ein unvergessliches Erlebnis und jedes Mal, wenn wir mit Chiron die Eltern besuchen, müssen wir wieder über diese lustige und schöne Brotzeit lachen …

Weiterführende Informationen

Der Ausspruch „Lachen ist gesund" kommt nicht von ungefähr. Eine dreijährige Studie mit 400 Demenzpatienten in 36 Pflegeheimen belegt diese Erkenntnis. Die Studienteilnehmer bestätigten in einer abschließenden Befragung, dass sie glücklicher und zufriedener sind, wenn sie viel lachen. Wer regelmäßig lacht, entkrampft seinen Körper, fördert das Immunsystem und löst innere Blockaden. Mögliche negative Gefühle wie Angst, Trauer, Wut und Hilflosigkeit können für kurze Zeit durchbrochen und so gemildert werden.

In meinen persönlichen Betreuungen gehört Lachen als wichtigstes Werkzeug zu meiner täglichen Arbeit. Nach meiner Erfahrung fördert und beflügelt das Lachen nicht nur die Senioren, sondern auch die Angehörigen und das Pflege- und Betreuungspersonal. Deshalb ist Humor – richtig dosiert – die beste Medizin.

Aktivierung / Beschäftigung: Humor / Lachtherapie

Eine kleine Auswahl von Hundewitzen

Bei dieser humoristischen Runde können Senioren, wenn sie es mögen, die Witze selber vorlesen. Weiterhin lässt sich die lustige Stunde durch eigene Anekdoten und Witze der Senioren ergänzen. Nutzen Sie auch Ihr eigenes Talent, die Teilnehmer zum Lachen zu bringen.

Spielt ein Junge mit seinem Hund Schach.

Ein Mann kommt vorbei und meint: „Du hast aber einen klugen Hund!"

Darauf der Junge: „Wieso, er verliert doch immer?"

Kommen zwei Flöhe aus dem Kino.

Sagt der eine Floh zum anderen: „Gehen wir zu Fuß oder nehmen wir einen Hund?"

Stehen zwei Dackel vor der Metzgerei, fragt der eine: „Kommst du mit rein?"

Sagt der andere: „Aber da steht doch Hunde verboten!?"

Antwortet der erste: „Woher sollen die denn wissen, dass wir lesen können?"

Geht ein kleiner Welpe zur Hundeschule.

Fragt die Lehrerin: „Hundi, nenne mir mal drei Tiere aus dem Wald!"

Sagt Hundi: „Kaninchen, Eichhörnchen, Bienchen."

Die Lehrerin: „Und nun drei Tiere ohne ‚chen'!"

„Kanin, Eichhörn, Bien."

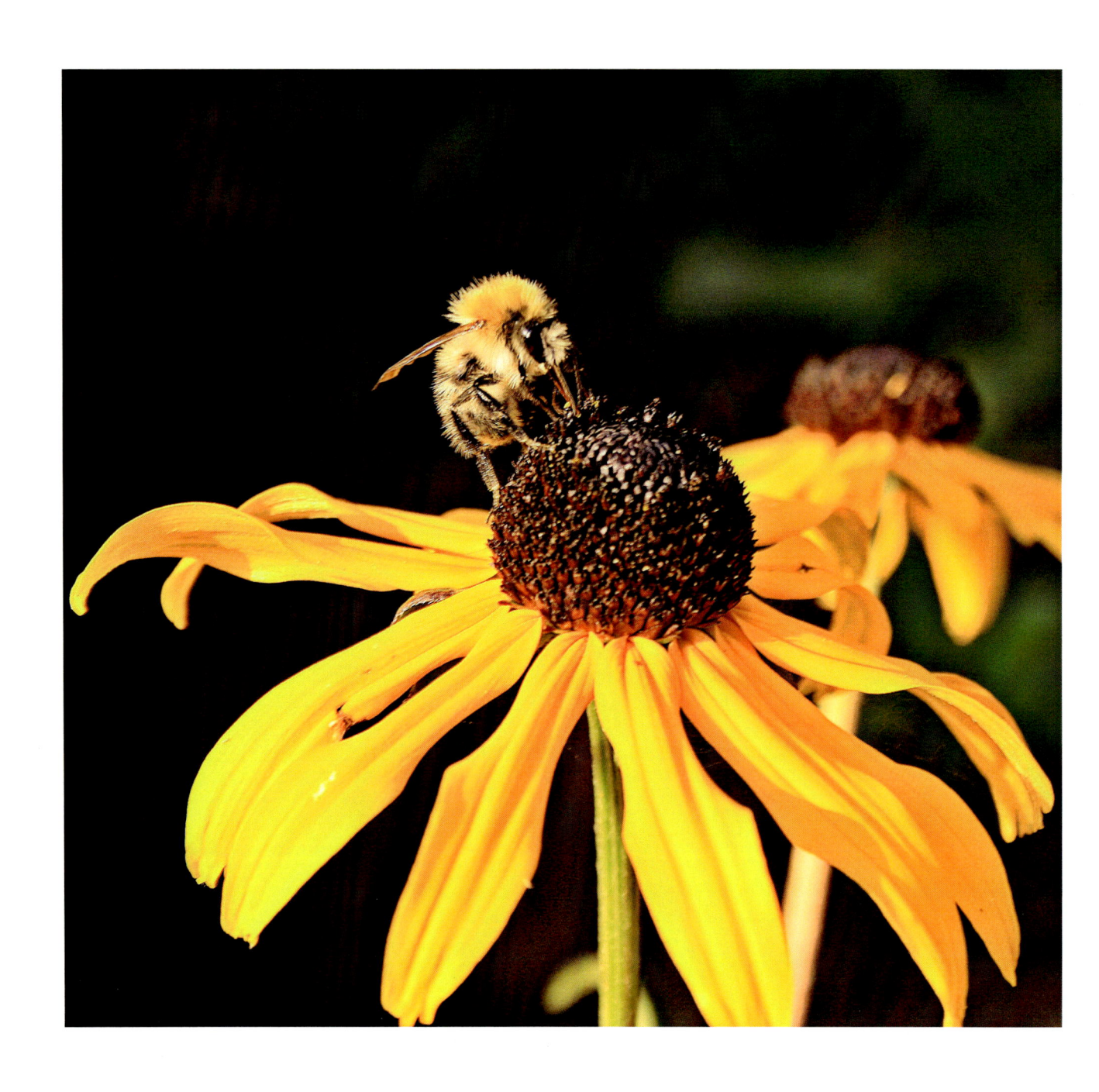

Oldtimer-Treffen

Kürzlich lag für mich ein wichtiger Termin in Bad Salzungen an und ich fuhr von München in den Thüringer Wald. Damit ich unterwegs einige Eindrücke aufnehmen kann, gewöhnte ich es mir mittlerweile an, mit einer moderaten Geschwindigkeit zu fahren. Dieser umweltfreundliche Fahrstil spart Benzinkosten, was bei den heutigen extrem hohen Spritpreisen sehr empfehlenswert ist. Besonders vor Feiertagen und in Ferienzeiten steigen die Preise nochmals an.

Also fuhr ich ganz gemütlich – nachdem ich die Autobahn hinter Bamberg verließ – über viele, unzählige, kleine Dörfer und staunte über die herrliche Landschaft. Die Straße schlängelte sich durch sanfte Hügel der Rhön und ich genoss die entspannte Autofahrt. Denn hier gab es weder den gewohnten Großstadtverkehr, noch rücksichtslose Raser, sondern erstaunlich wenig Verkehrsaufkommen. Die überfüllte Autobahn bei München, der Stau bei Nürnberg und die Baustellen lagen schon hinter mir. So war die Reise für mich ganz ungewöhnlich und es erinnerte mich an frühere Zeiten, als Autofahren noch ein Privileg war und nicht jeder einen PKW besaß. Erst zu Zeiten des Wirtschaftswunders wurde mit dem berühmten Volkswagen eine Marke für „Jedermann" geschaffen und ein Liter Benzin kostete um die 50 Pfennig.

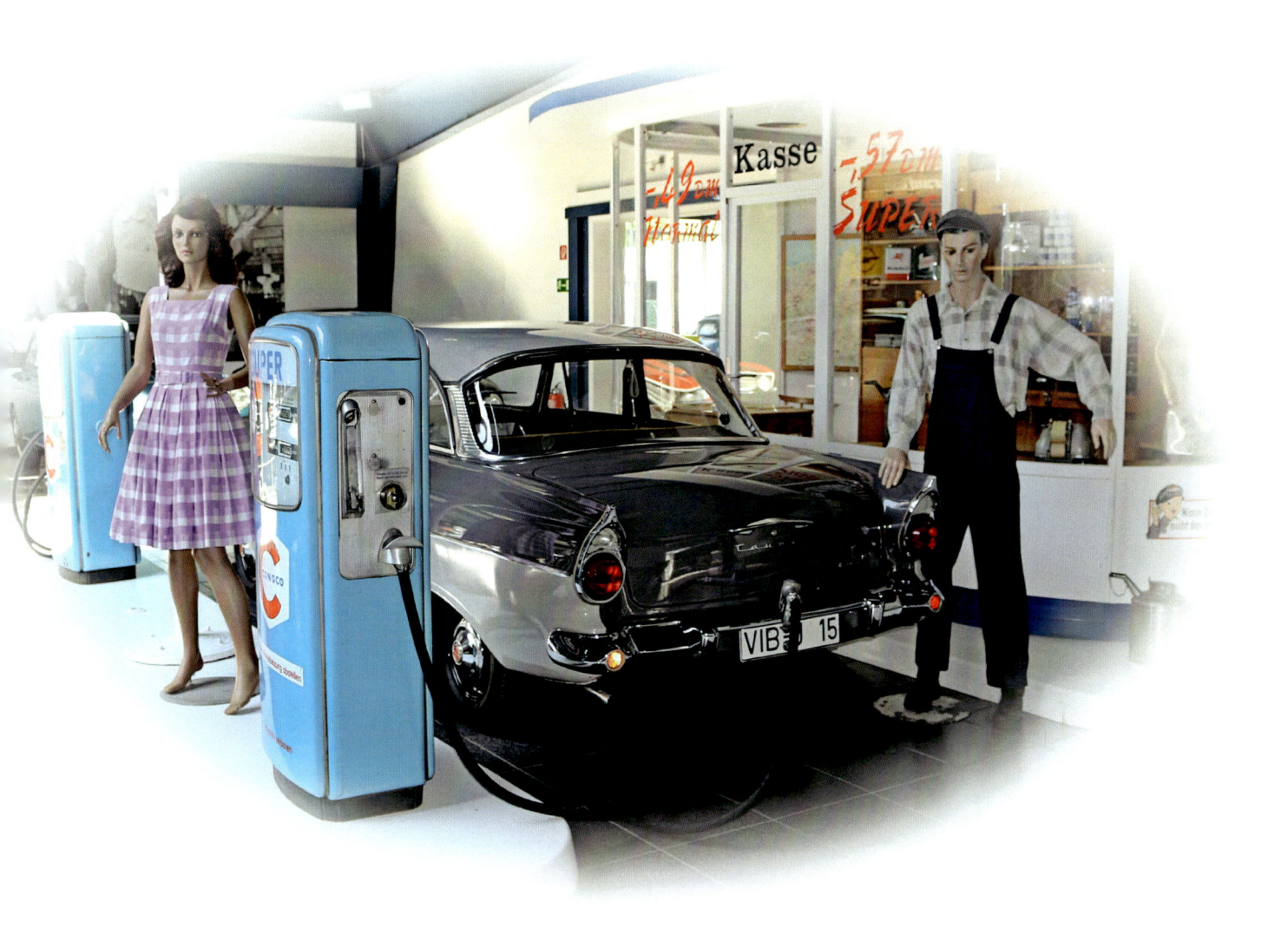

BORGWARD
Isabella Coupe

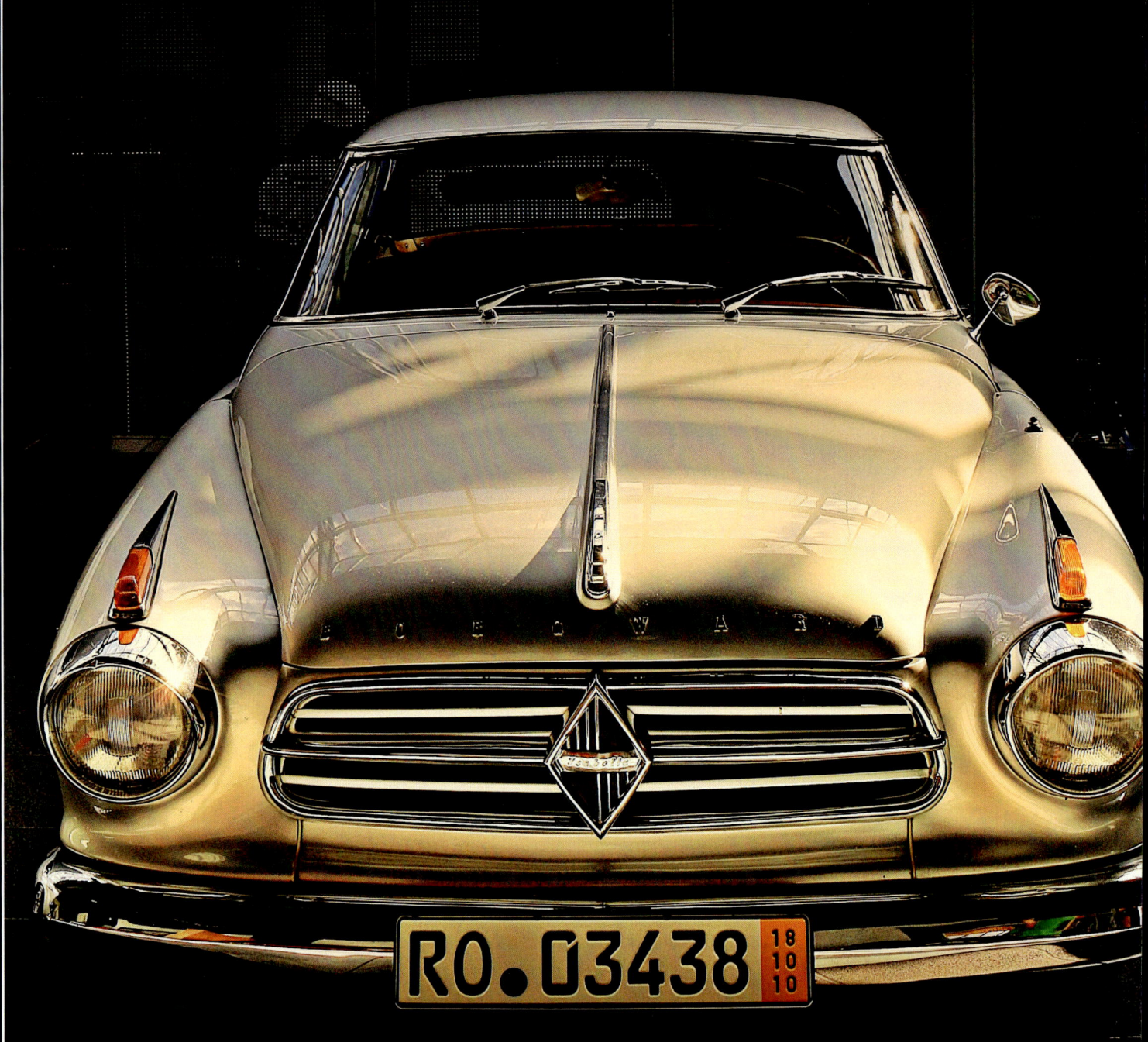

Das Autofahren zu meiner Kinderzeit war eher unbequem, denn ich konnte nur auf dem Notsitz Platz nehmen. Mein Vater war sehr vernarrt in seinen Sportwagen, einen „Borgward Isabella Coupe". Das Schmuckstück präsentierte sich in edlem Design mit viel Chrom und cremefarbener Karosserie. Die Sitze waren aus schwarzem Leder und beige abgesetzt, so dass die Farbharmonie sich im Innenraum fortsetzte. Auch sorgten die schwarzen „Heckfügelchen" für eine extravagante und exklusive Ausführung. Rückblickend eine stilvollendete Meisterarbeit, die zweifelsfrei mit ihrer gekonnten Formgebung eine zeitlose Eleganz ausdrückte. Ich muss zugeben, damals habe ich mich nicht sonderlich dafür interessiert und kaum verstanden, warum mein Vater seinem Auto solch eine Bedeutung beimaß. Heute komme ich ins Schwärmen, wenn ich an diese Autoschöpfung aus Bremen denke.

Auch in Osnabrück waren Autobauer am Werk, die mit dem „VW Karmann-Ghia" ebenfalls ein legendäres Modell schufen.

Plötzlich tauchte während meiner Autofahrt ein grüner „Trabant" auf, der bei mir ebenfalls nostalgische Gedanken auslöste. Wie lange mussten damals die Bürger der ehemaligen DDR darauf warten, bis sie ein derartiges Gefährt ihr Eigen nennen durften. Schließlich war Mobilität ein großes Stück Freiheit und ermöglichte kleine Fluchten aus einer mitunter als grau empfundenen Tristesse.

Eine weitere populäre Automarke der DDR war der „Wartburg" – benannt nach der berühmten Burg in Eisenach.

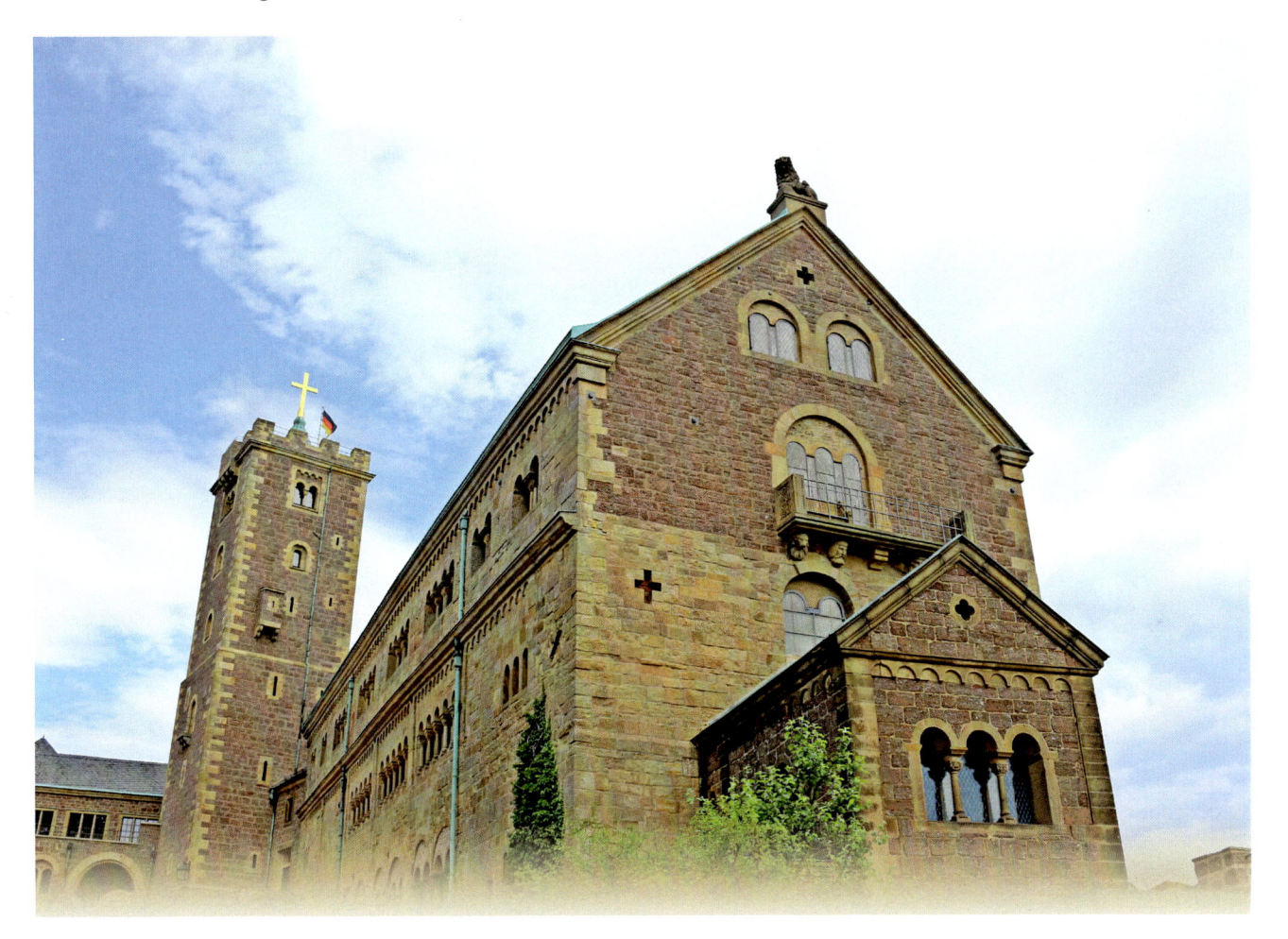

Im Jahre 1896 fand die Gründung der Fahrzeugfabrik Eisenach statt. 1928 übernahmen die Bayerischen Motoren Werke (BMW) das Traditionsunternehmen, ehe es nach dem 2. Weltkrieg verstaatlicht wurde. 1953 erhielt das Werk den endgültigen Namen VEB Automobilwerk Eisenach – kurz AWE genannt – und produzierte ab 1955 den Wartburg. Die Schließung des Werkes erfolgte im Jahr 1991 von der Treuhandanstalt.

Während manch westdeutscher Autofahrer über die schlichte Konstruktion des AWE mitleidig lächelte, erfüllte die Zuteilung eines Autos die Menschen in der DDR mit großer Freude und mit Stolz. Es stimmt mich nachdenklich, dass Menschen einerseits so nah beieinander lebten und sich andererseits in völlig verschiedenen Welten befanden.

Ich denke jetzt automatisch an das ehemalige Grenzgebiet mit seinen Wachtürmen, was bei mir bis heute noch einen leichten Schauer über den Rücken laufen lässt. Nach so vielen Jahren des Mauerfalls eroberte sich die Natur das Gebiet zurück und tatsächlich wurde der dort entstandene „Nationalpark Hainich" zum Weltnaturerbe erklärt. Dieses Naturschutzgebiet – auch „Urwald-Werratal" genannt – grenzt nur ca. 10 Kilometer an das Bundesland Hessen.

Nun nähere ich mich langsam meinem Ziel und fahre in ein beschauliches Städtchen hinein, als eine Umleitung mich daran hinderte, in den Ortskern zu kommen. Viele Leute waren unterwegs und das bunte Treiben auf den Straßen machte mich neugierig. Ich parkte mein Auto in einer Nebenstraße und begab mich zu Fuß in Richtung Stadtmitte. Ich folgte den vielen Fußgängern und kam auf eine riesige Wiese. Dort fand ein spektakuläres Oldtimer-Treffen statt und anhand der Kennzeichen konnte ich sehen, dass die Autos aus ganz Deutschland hierher kamen.

Ich schlenderte glückselig durch die Reihen mit Fahrzeugen aus vergangenen Tagen. Ein dunkelgrüner „Bugatti" stand neben einem „Fiat 500". Viele „VW Käfer", auch mit dem typischen Brezelfenster, fanden sich hier ein. Ein amerikanischer Straßenkreuzer parkte neben einem „NSU Prinz 1000". Auch die Marke „Opel" war mit einem „Admiral", einem „Kadett" und einem „GT" vertreten. Ein „Mercedes 280 SEL" stach mir ebenfalls ins Auge und stahl dem „Ford Capri" neben sich die Show. Sehr angetan haben es mir ein „Austin Healy 3000" (Baujahr 1960) und ein dunkelgrüner „Jaguar E Typ". Wie passend wurde auch ein „Wartburg Cabriolet Typ 311", Baujahr 1960, gezeigt. Mit der roten Lackierung wirkte er dynamisch und war ja fast hier Zuhause. Ich vergaß die Zeit und bestaunte die schmucken Wagen, die ihre Besitzer liebevoll herausgeputzt hatten.

Nach fast zwei Stunden intensiver Autobesichtigungen sah ich zu meiner Freude einen außergewöhnlichen Blickfang. Sie werden es nicht glauben: Dort stand eine „Isabella"!!! Ich konnte es kaum fassen und inspizierte dieses Fahrzeug mit besonderem Interesse. Es gehörte einem sehr sympathischen Ehepaar und ich erzählte ihm begeistert von dem Traumauto meines Vaters, in dem ich als Kind auf dem unbequemen Hintersitz saß.

Weiterführende Informationen:

Zu den bekanntesten deutschen Automarken zählt sicher „Mercedes Benz", der bereits seit 1926 eingetragener Markenname ist. Der renommierte Autohersteller entstand durch die Fusion der Daimler-Motoren-Gesellschaft mit Benz & Cie. Der schöne Name „Mercedes" wurde in Anlehnung an den Namen der Tochter eines großen und erfolgreichen Händlers an die Nobelmarke vergeben und hat bis heute einen hervorragenden Klang in den Ohren vieler Autobesitzer.

Der Volkswagen – eine Legende – begann seinen Siegeszug durch die Nationalsozialisten, die ein Auto für die breite Masse bauen wollten. Der Anspruch war, einen Kleinwagen mit 4 Sitzen für maximal 1.000 Reichsmark herzustellen. Das ist vorher keinem anderen Autobauer gelungen und konnte auch nur durch die vorher beschlagnahmten Gewerkschaftsgelder realisiert werden. So entstand in Wolfsburg das modernste und größte Automobilwerk Europas, das bis dato erfolgreiche Unternehmensgeschichte schreibt. Die Volkswagen AG zählt zu den drei größten Autoherstellern weltweit und verfolgt das Ziel, auf der Liste weiter nach vorne zu rücken. Zum Konzern zählen Audi, Bentley, Bugatti, Ducati, Lamborghini, MAN, Porsche, Scania, Seat, Škoda, Volkswagen Pkw und Volkswagen Nutzfahrzeuge.

Aus der Rapp Motorenwerk GmbH entstand die heutige BMW Group. Wie schon erwähnt, kam der Einstieg in die Automobilbranche mit dem Kauf der Fahrzeugwerke in Eisenach und der Umbenennung der ursprünglichen Flugzeugwerke (BFW) in die Bayerische Motoren Werke Aktiengesellschaft (BMW AG) zustande. So wird seit 1928 diese Erfolgsstory fortgesetzt. Als spektakulär sei hier die Übernahme von der englischen Nobelmarke Rolls-Royce und Mini im Jahre 2003 erwähnt.

Weitere Automarken:

Adam Opel in Rüsselsheim (seit 1929 zu General Motor gehörend)

Audi in Ingolstadt (ehemals August Horch & Cie Motorwagenwerken in Zwickau)

Die „Top Ten" der meist verkauften Autos in der Geschichte weltweit:

Platz 10:
Chevrolet Impala (14 Millionen verkaufte Fahrzeuge)

Platz 09:
VW Passat (15,5 Millionen)

Platz 08:
Ford T-Modell (16,5 Millionen) (1908 - 1927) läutete die erste Massenproduktion am Fließband ein.

Platz 07:
Honda Accord (17,5 Millionen)

Platz 06:
Honda Civic (18,5 Millionen)

Platz 05:
Ford Escort (20 Millionen)

Platz 04:
VW Käfer (23,5 Millionen)

Platz 03:
VW Golf (29 Millionen)

Platz 02:
Ford F-Serie (35 Millionen) „Pick up"

Platz 01:
Toyota Corolla (37,5 Millionen)

Entsprechend dieser Liste gehörte ich zu den Käufern des 9. Platzes. Ich besaß einen VW Passat und habe dieses komfortable Auto sehr lange und gern gefahren.

Zu welchen Käufern zählen Sie?

Welche Automarke haben Sie früher bevorzugt?

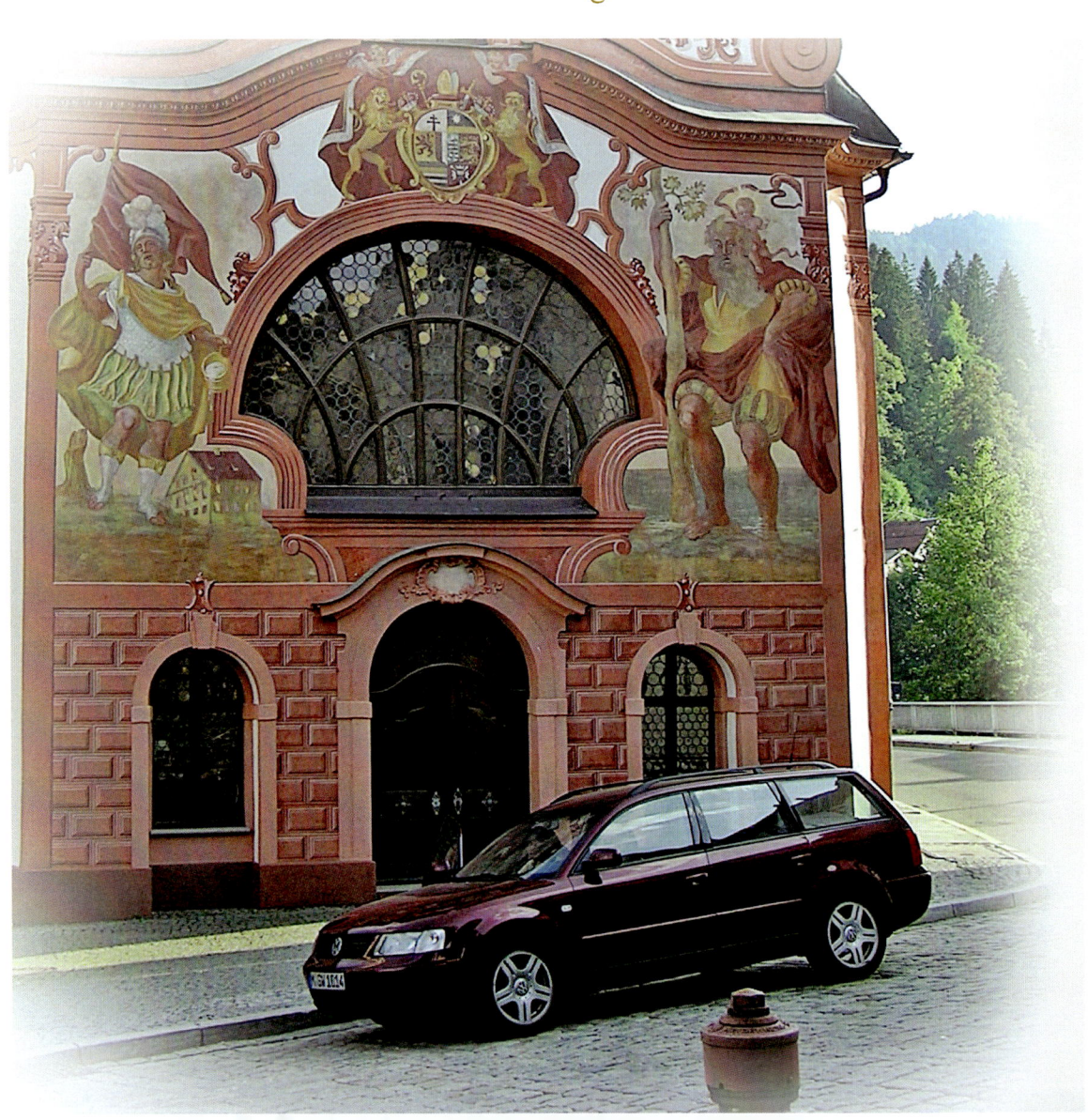

Aktivierung / Beschäftigung:
Motorik / Gedächtnistraining / Gewinnspiel

Ein wichtiger Aspekt in der Demenzbetreuung ist die Erhaltung vorhandener Ressourcen. Dazu zählt das Schreiben, damit es nicht in Vergessenheit gerät. Das Schreiben fördert die Motorik und wie immer lässt sich dies in einer spielerischen Atmosphäre leichter umsetzen.

Lassen Sie die Senioren 5 Automarken, sowie ihren eigenen Namen auf einen Zettel schreiben. Helfen Sie den Senioren, die bereits Schwierigkeiten mit dem Schreiben haben. Es reicht auch nur die Lieblingsautomarke zu notieren, denn einzig die Freude an der Übung zählt. Es ist sehr wichtig, keinem Teilnehmer das Gefühl des „Versagens" verspüren zu lassen, sonst könnte er sich bloßgestellt fühlen. Nun werden die Zettel gefaltet und in einem Korb, einer Dose oder Ähnlichem gesammelt. Eine Glücksfee, die sich selber zur Verfügung stellt oder die zuvor durch ein Würfelspiel herausgefunden wurde (zum Beispiel die höchste Zahl bei mehreren Würfeln), zieht nun den Gewinnerzettel.

Tipp:

Als Gewinn eignet sich ein Auto-Quartett, das sehr schön zum Thema passt, für weitere Beschäftigungen eingesetzt werden kann und zudem keine kostspielige Anschaffung darstellt. Diese schönen Karten habe ich beispielsweise auf „ebay" für 2 Euro ersteigert.

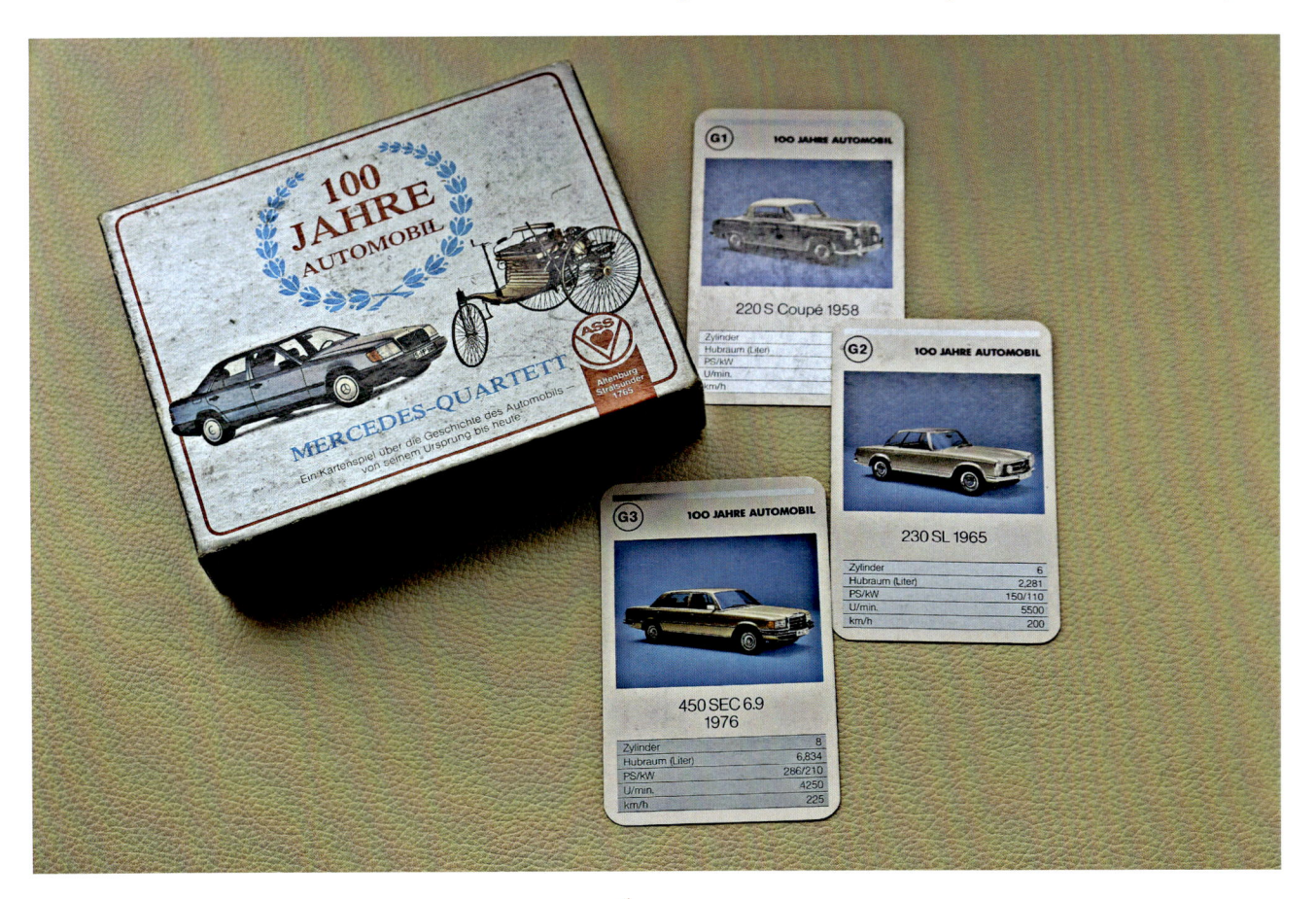

Der rasende Roland

Vor einigen Jahren verbrachte ich einen erholsamen und interessanten Urlaub auf Rügen. Ich besuchte diese Insel im Winter, weil ich sie ohne Massentourismus erleben wollte. Denn auch ohne sommerliche Temperaturen ist sie eine Reise wert. Endlich erhielt ich die Gelegenheit, den beeindruckenden Kreidefelsen zu besichtigen, den auch den Maler Caspar David Friedrich so sehr faszinierte, dass er das berühmte Gemälde schuf. Sie müssen wissen, dass dieser Künstler zu meinen Lieblingsmalern zählt. Natürlich gehört zu einem Rügenurlaub auch das Flanieren auf der mondänen Seebrücke im Ostseebad Sellin.

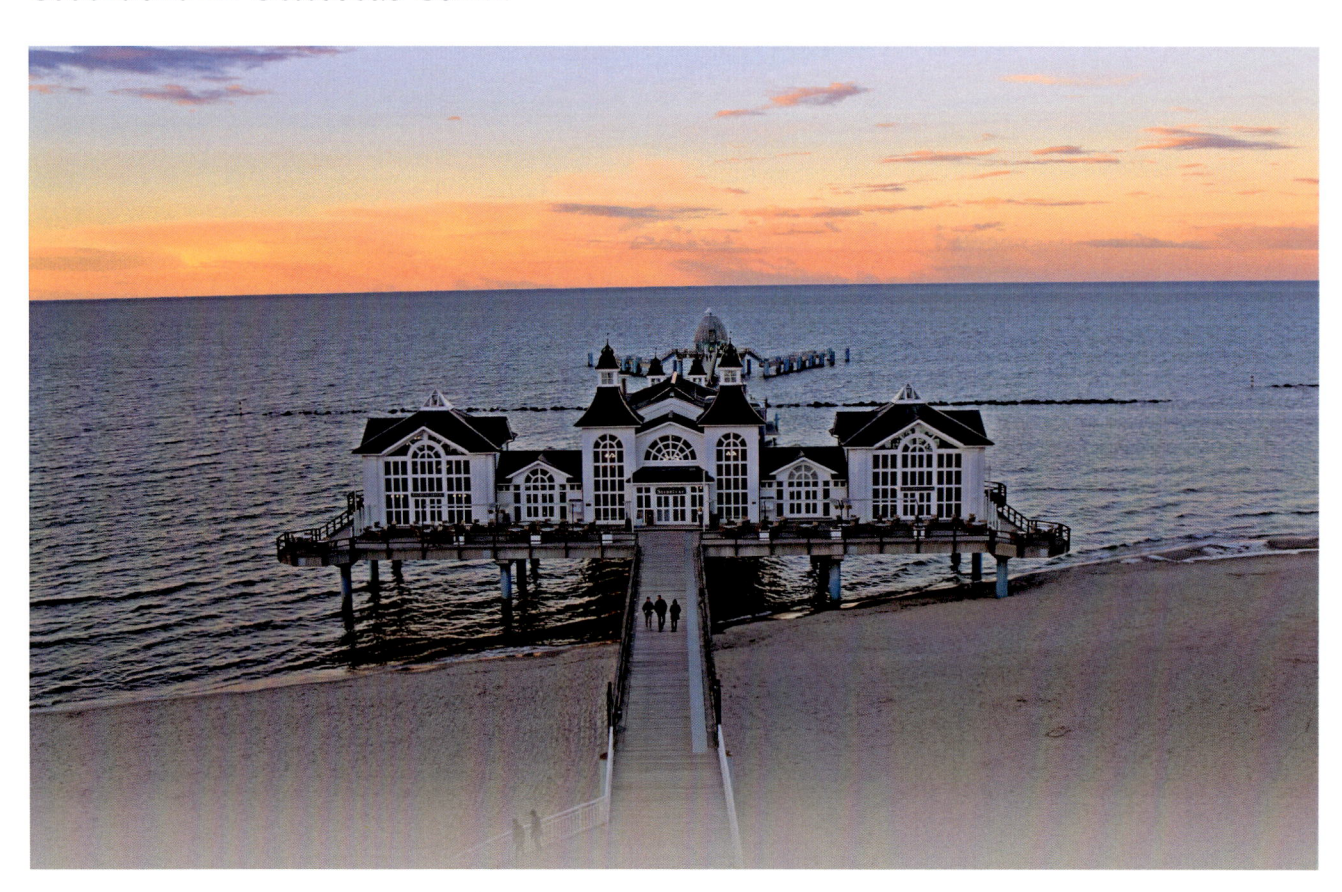

Diese hölzerne und längste Brücke der Insel misst knapp 400 Meter. Der Aufbau nach dem Krieg fand nach Originalentwürfen statt und die Besucher erhalten die Gelegenheit, sich in dem beliebten historischen Restaurant auf der Brücke verwöhnen zu lassen. Der Blick über die Weite der Ostsee gilt als einmalig.

Auch das Bernsteinmuseum von Sellin ist bei den Feriengästen sehr beliebt, denn es stellt einzigartige Exponate vom „Gold des Meeres" aus. Die Interessierten erfahren viel Wissenswertes über das kostbare fossile Harz.

Noch gerne erinnere ich mich an meinen Ausflug zum Jagdschloss „Granitz". Die Fahrt dorthin unternahm ich mit dem „Rasenden Roland", wie die Bäderbahn liebevoll genannt wird. Diese dampflokbetriebene Schmalspureisenbahn erfreut seit 1895 alle kleinen und großen Lokbegeisterte.

Kapitel 4 – Der rasende Roland

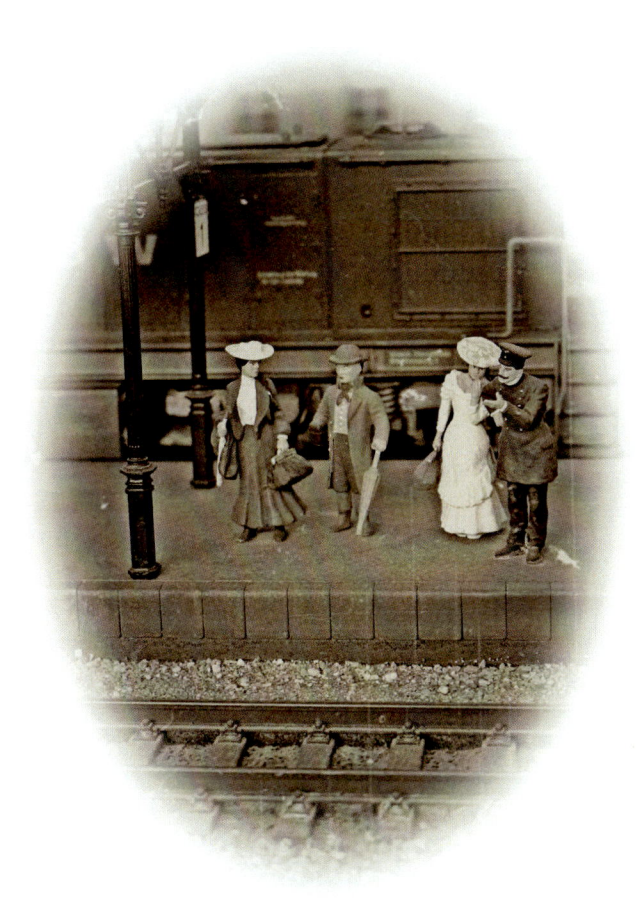

Als ich die imposante Dampflok sah, wie sie rauchend im Bahnhof vor mir stand, fühlte ich mich in die Zeit der Jahrhundertwende zurückversetzt.

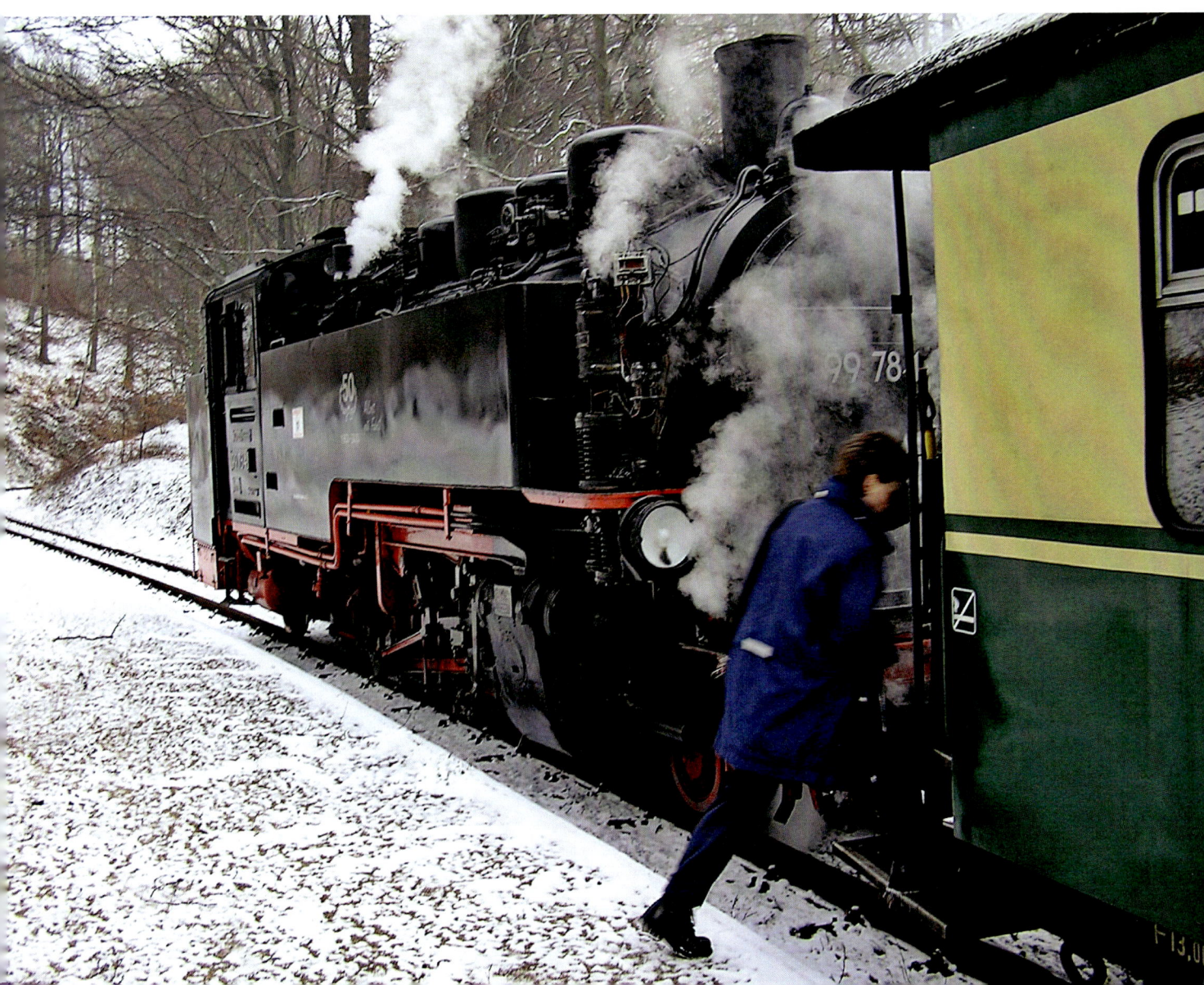

In mir stiegen Bilder von eleganten Herren im Gehrock und mit Spazierstock hoch. Sie waren gut behütet mit einem schwarzen Zylinder. Ich sah plötzlich viktorianisch anmutende Mode, die die Damen der damaligen Gesellschaft trug. Lange Roben mit großen Hüten erfreuten sich damals großer Beliebtheit. Bedienstete schleppten schwere Koffer für die betuchten Großstädter. Kinder liefen in Vorfreude auf die Sommerfrische in blau gestreiften Matrosenanzügen herum. Ich sah in meiner nostalgischen Fantasie einen Schaffner mit korrekt sitzender Uniform und einer Eisenbahnglocke aus Messing. Laut meiner Recherche handelte es sich um die Preußischen Staatseisenbahnen, die 1924 in die Deutsche Reichsbahn Gesellschaft zusammengefasst wurde.

Plötzlich ertönte eine Trillerpfeife, die die bevorstehende Abfahrt ankündigte. Vor mir stand kein Schaffner mit Glocke, sondern eine junge Bahnbedienstete, die mich anlächelte. Sie trug eine dunkelblaue moderne Uniform. Und spätestens jetzt riss mich die Gegenwart aus meiner Fantasie und ich stieg rasch in den „Rasenden Roland" ein.

Ich setzte mich allerdings nicht in das Abteil, sondern verbrachte die kurzweilige Fahrt auf dem Trittbrett der Lokomotive. Hier konnte ich alles bestens überblicken und fühlte mich noch näher am Geschehen. Die schwere Dampflokomotive setzte sich ächzend und pfeifend in Gang. Mit unüberhörbaren Geräuschen, die so klangen wie „SCH - SCH - SCH - SCH - SCH", bewegte sich der riesige Koloss aus Stahl und nahm langsam Fahrt auf. Unter dem Druck des Wasserdampfes, der durch Verbrennen von Kohle entsteht, bewegen sich die Stangen an den Rädern. Durch das Hin- und Herschieben der Stangen rollen die Räder und ermöglichen das Fortkommen. Damit die Lok beständig in Bewegung bleibt, muss der Lokführer darauf achten, dass sich regelmäßig Kohle im Feuer befindet. Das Heizen des „Rasenden Rolands" stellt zwar eine schwere, körperliche Arbeit dar, aber ich bin mir sicher – Heizer ist ein Traumberuf.

So genoss ich die romantische Zugfahrt und zuckelte mit ungefähr 30 Kilometern in der Stunde durch die winterliche Landschaft auf der größten deutschen Insel.

Weiterführende Informationen:

Rügen zählt mittlerweile zu den touristischen Hochburgen Deutschlands und zieht Besucher – vor allem in der Hauptsaison (April - September) – an. Neben den 60 Kilometer langen feinsandigen Stränden bietet die Insel pulsierende Badeorte wie Binz, Sellin oder Sassnitz. Aber auch Wanderfreunde kommen auf ihre Kosten, denn die vielfältige Landschaft gilt als einzigartig. Am Kap Arkona, im äußersten Norden, steht der heute älteste Leuchtturm der Ostseeküste. Dieser Turm entstand nach einem Entwurf von Karl Friedrich Schinkel in den Jahren 1826 - 27. Interessant sind auch die ca. 5000 Jahre alten Hünengräber. Bei den jährlich stattfindenden Störtebeker-Festspielen können die Inselbesucher ebenfalls in die Vergangenheit eintauchen, um das Leben des legendären Piraten nachzuvollziehen. Die herrliche Bäderarchitektur und die Backsteingotik der zahlreichen Kirchen verleihen Rügen einen ganz besonderen Charme. Das Wahrzeichen „Der Kreidefelsen" sowie die gewaltigen Buchenwälder gelten seit 2011 zum Unesco-Naturerbe. Wie eingangs schon erwähnt, malte Caspar David Friedrich um 1818 sein legendäres Bild „Der Kreidefelsen".

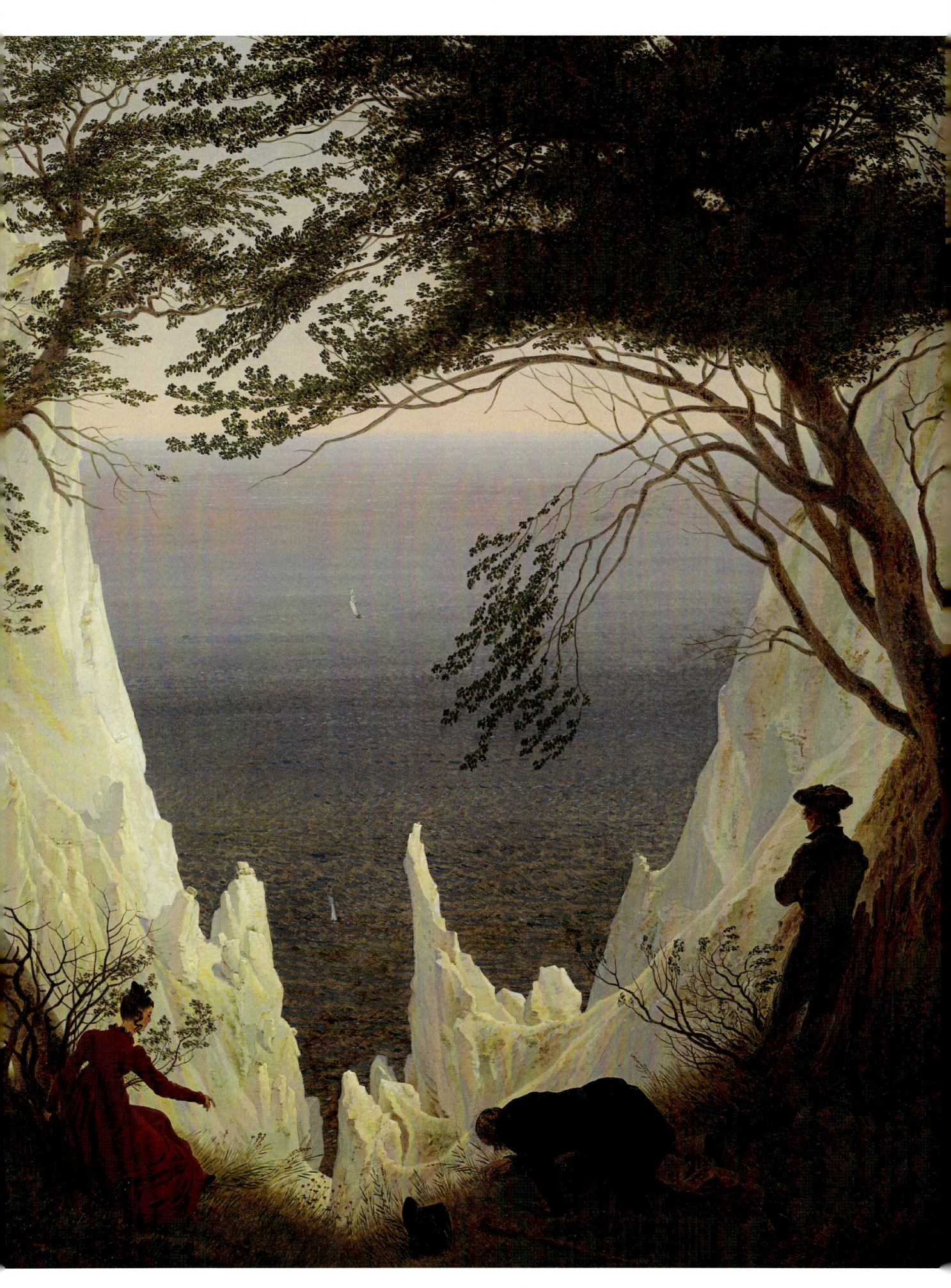

Caspar David Friedrich (1774 – 1840), Kreidefelsen auf Rügen, 1818, Öl auf Leinwand, 90 x 70 cm, mit freundlicher Genehmigung des Museums Oskar Reinhart, Inv. Nr. 165, Foto: SIK-ISEA Zürich (Philipp Hitz)

Aktivierung / Beschäftigung:
Biografie / Ratespiel / Visuelle und auditive Stimulation

An dieser Stelle bieten sich alle Themen an, die mit Ferien- / Urlaubserinnerungen der Bewohner zu tun haben. Zum Beispiel:

Wo verbrachten Sie mit Ihrer Familie den Urlaub?

Welches Andenken brachten Sie sich früher aus dem Urlaub mit?

Da ich um die kraftvolle Inspiration durch Bilder weiß, ist es mir bei der Arbeit mit Demenzkranken ein besonderes Anliegen, verstärkt visuelle Reize einzusetzen. Daher eignen sich Bilder – eingebettet in Rätsel – als hervorragende Förderung.

Zeigen Sie folgende Fotos und lassen Sie das jeweilige Land bzw. den Ort erraten. Was ist typisch für die Region?

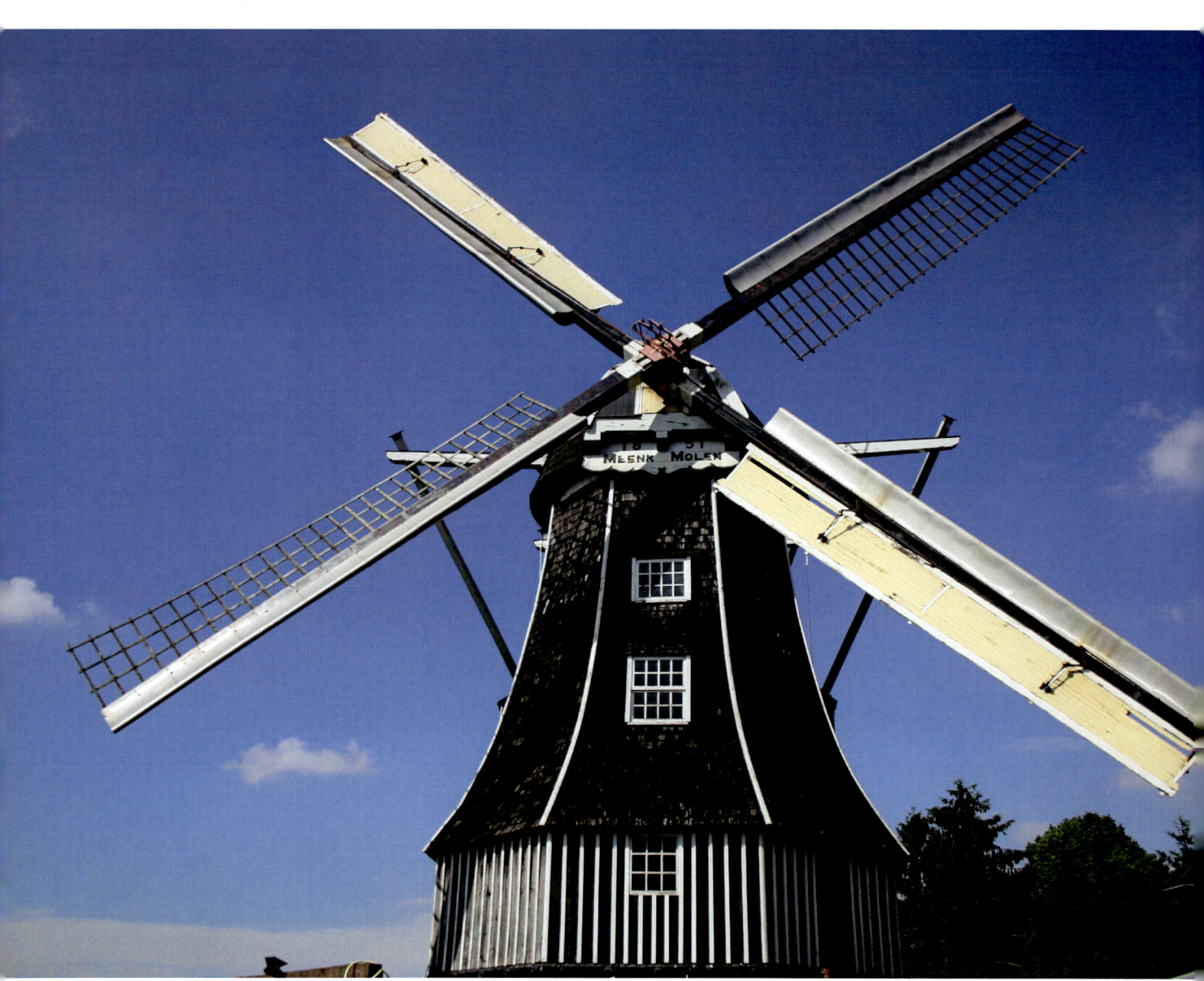

(Holland) Windmühle, Holzschuhe, Käse, Frau „Antje", Grachten, Tulpen usw.

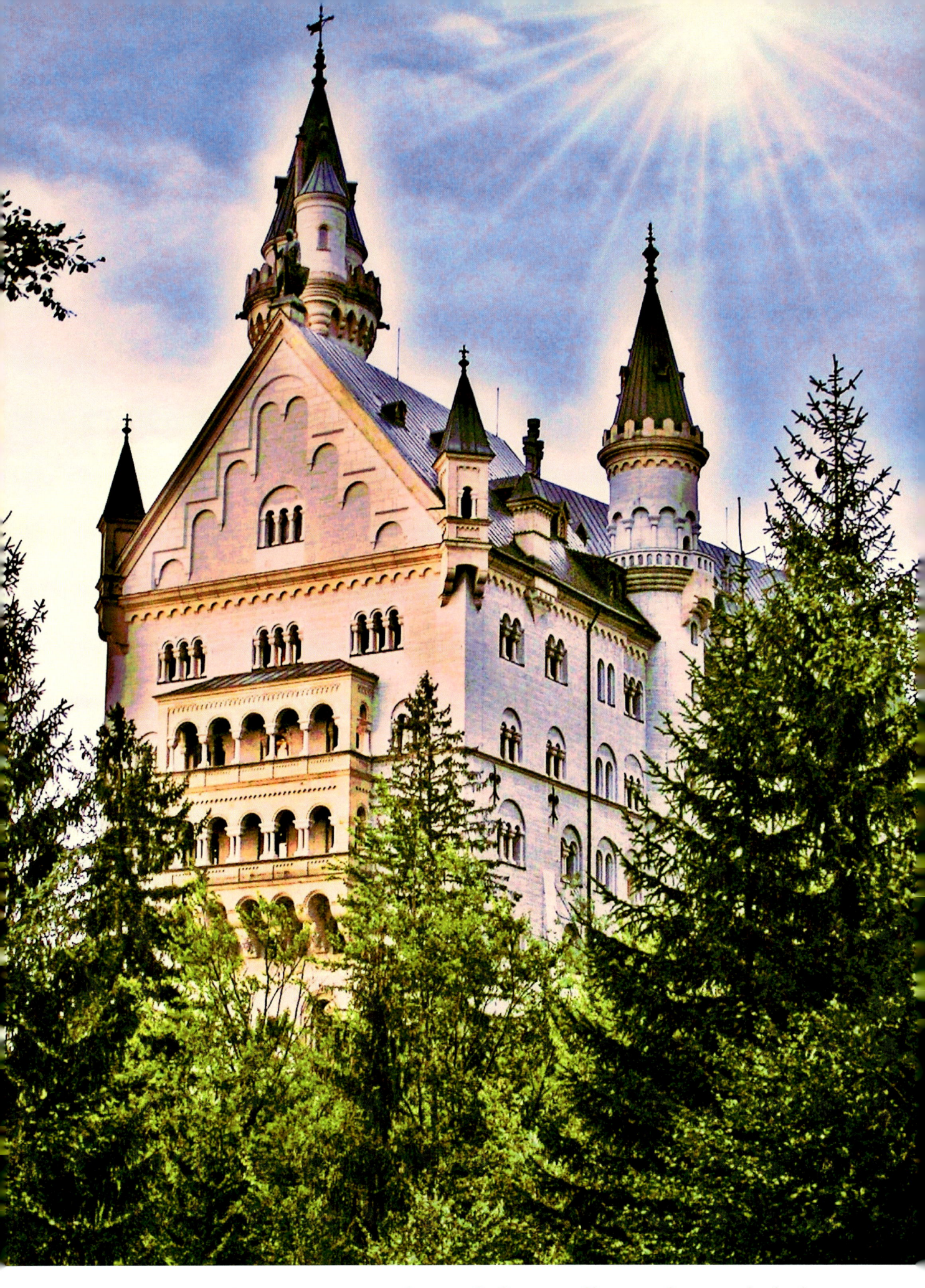

(Bayern) Schloss Neuschwanstein, König Ludwig, Lederhose, Weißbier, Weißwurst, Oktoberfest

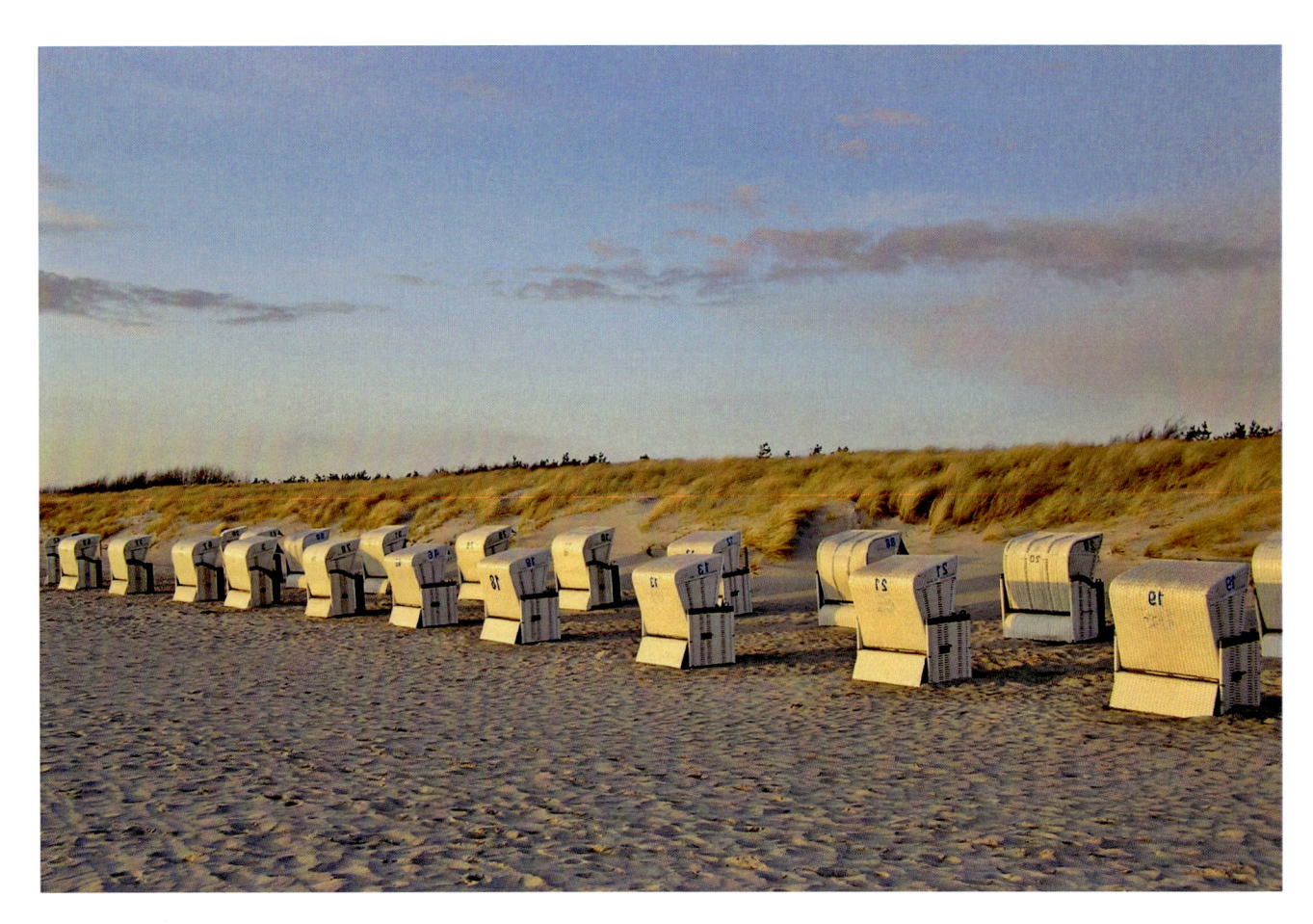

(Nordsee/Ostsee) Strandkörbe, Meer, Sand, Muscheln, Wind, Möwen, Leuchttürme usw.

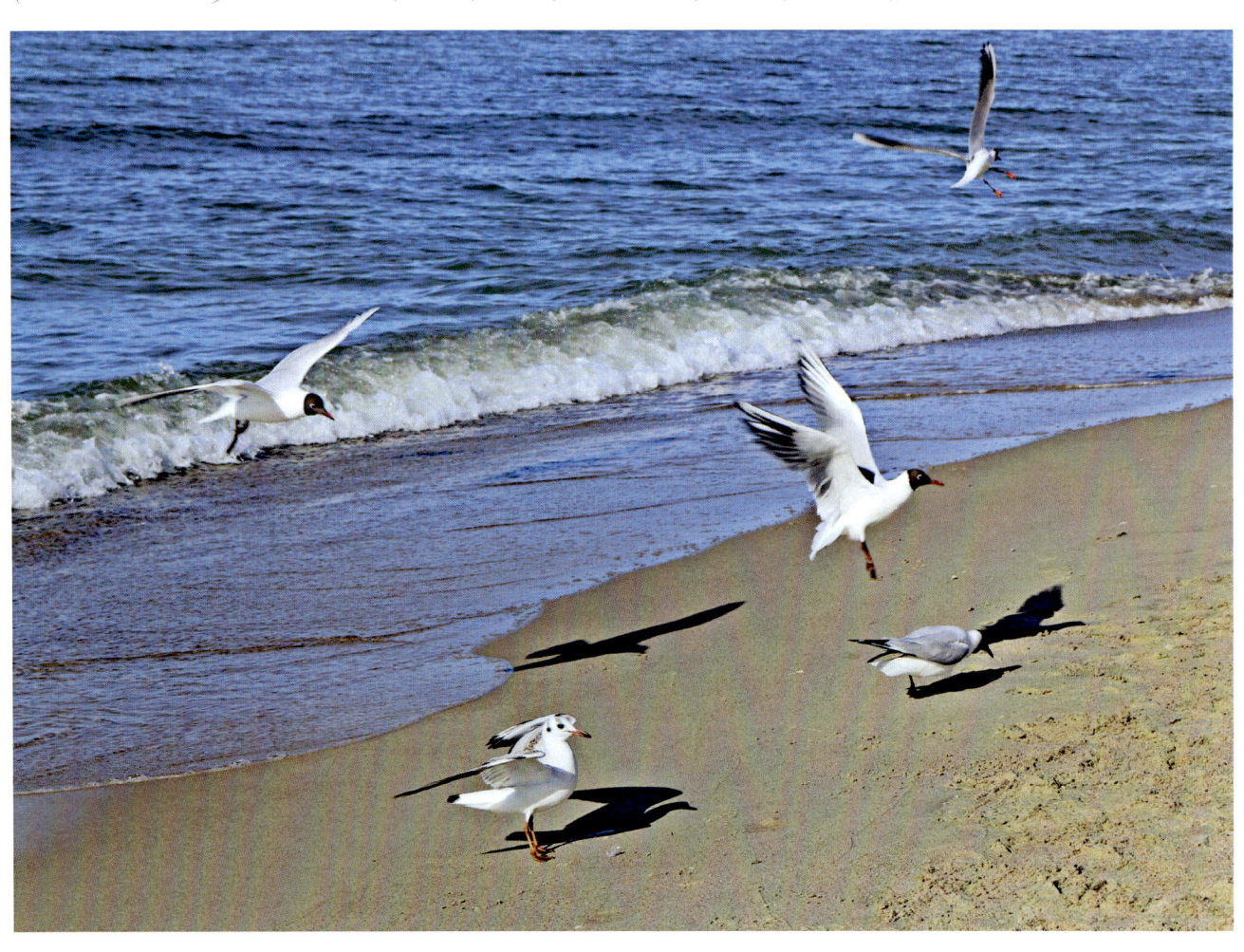

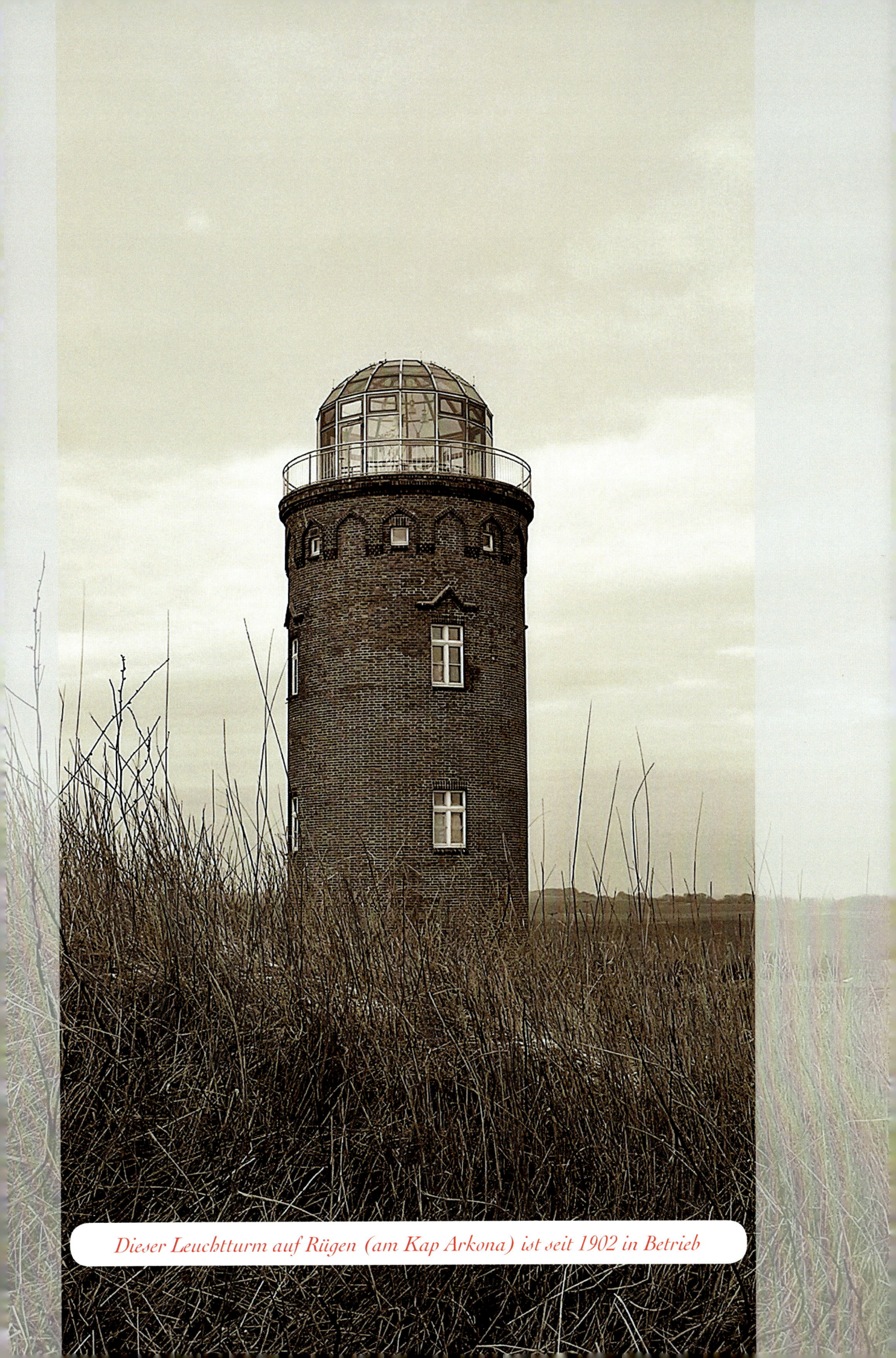

Dieser Leuchtturm auf Rügen (am Kap Arkona) ist seit 1902 in Betrieb

Das Reiserätsel können Sie beliebig fortführen. Wie beispielsweise Flamenco für Spanien, Bobbys für England, Kuckucksuhr für den Schwarzwald, Schokolade für die Schweiz, usw.

Eine schöne Ergänzung wäre noch passende Urlaubslieder anhand der Fotos erraten zu lassen, um sie dann gemeinsam zu singen und / oder die Melodien zu hören.

1. Woher kommen die Tulpen?

2. Welches Lied hört man in den Bergen?

3. An welcher Küste wird gesungen und geschunkelt?

4. Wo versinkt die rote Sonne im Meer und wer wirft die Netze aus?

5. Welchen Wein besang Udo Jürgens?

Lösungen:

1. Tulpen aus Amsterdam

2. Hörst Du das Lied der Berge (La Montanara)

3. An der Nordseeküste

4. Capri Fischer

5. Griechischer Wein

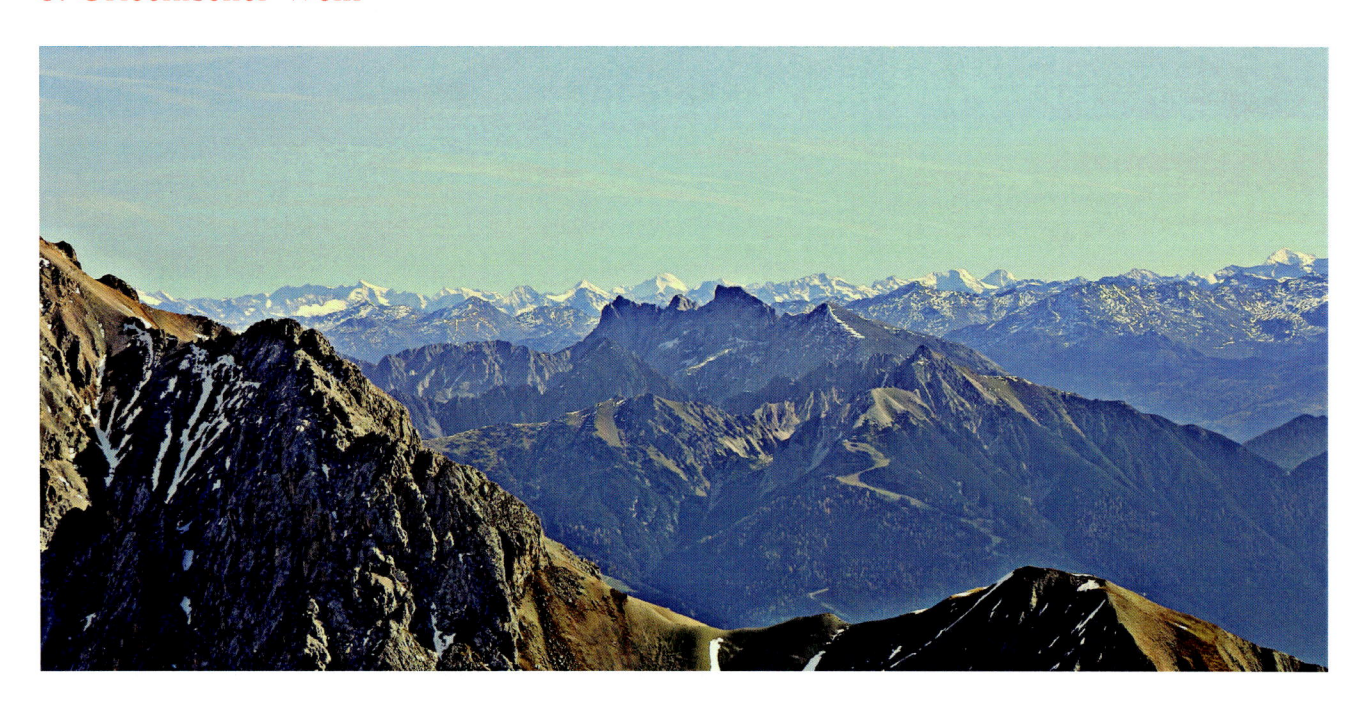

Lösung 2

Lösung 1

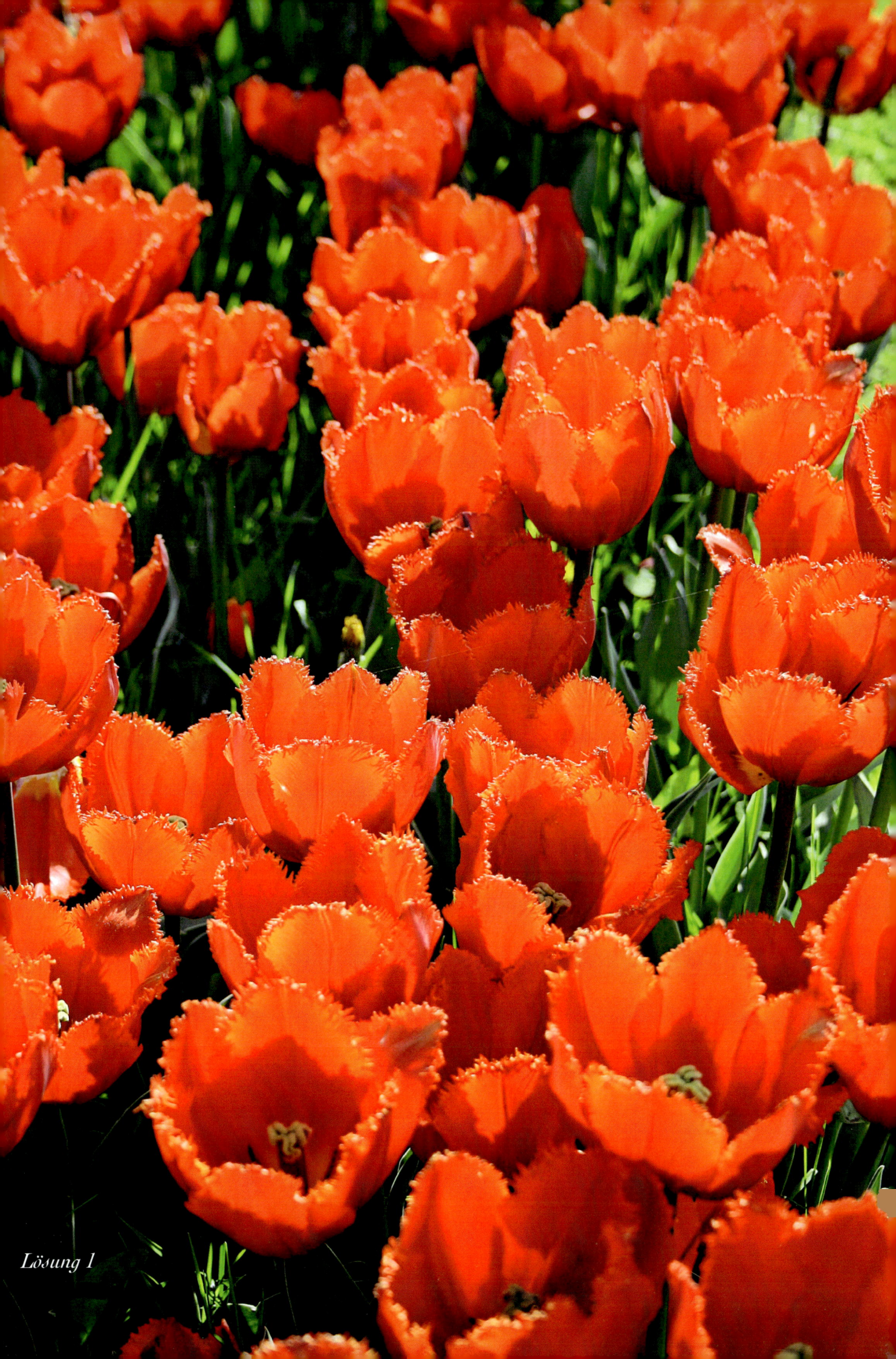

Lösung 4

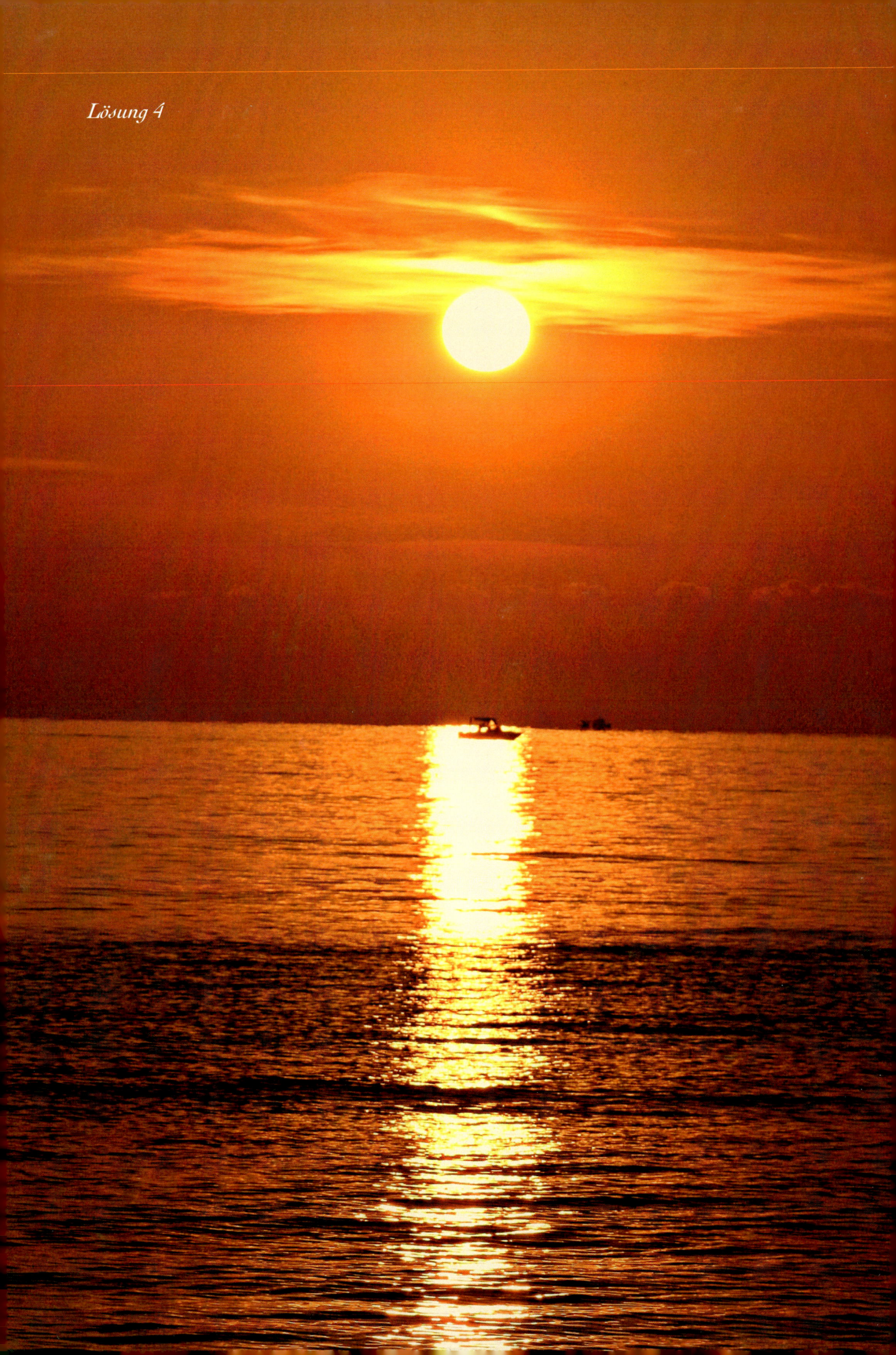

Lösung 3

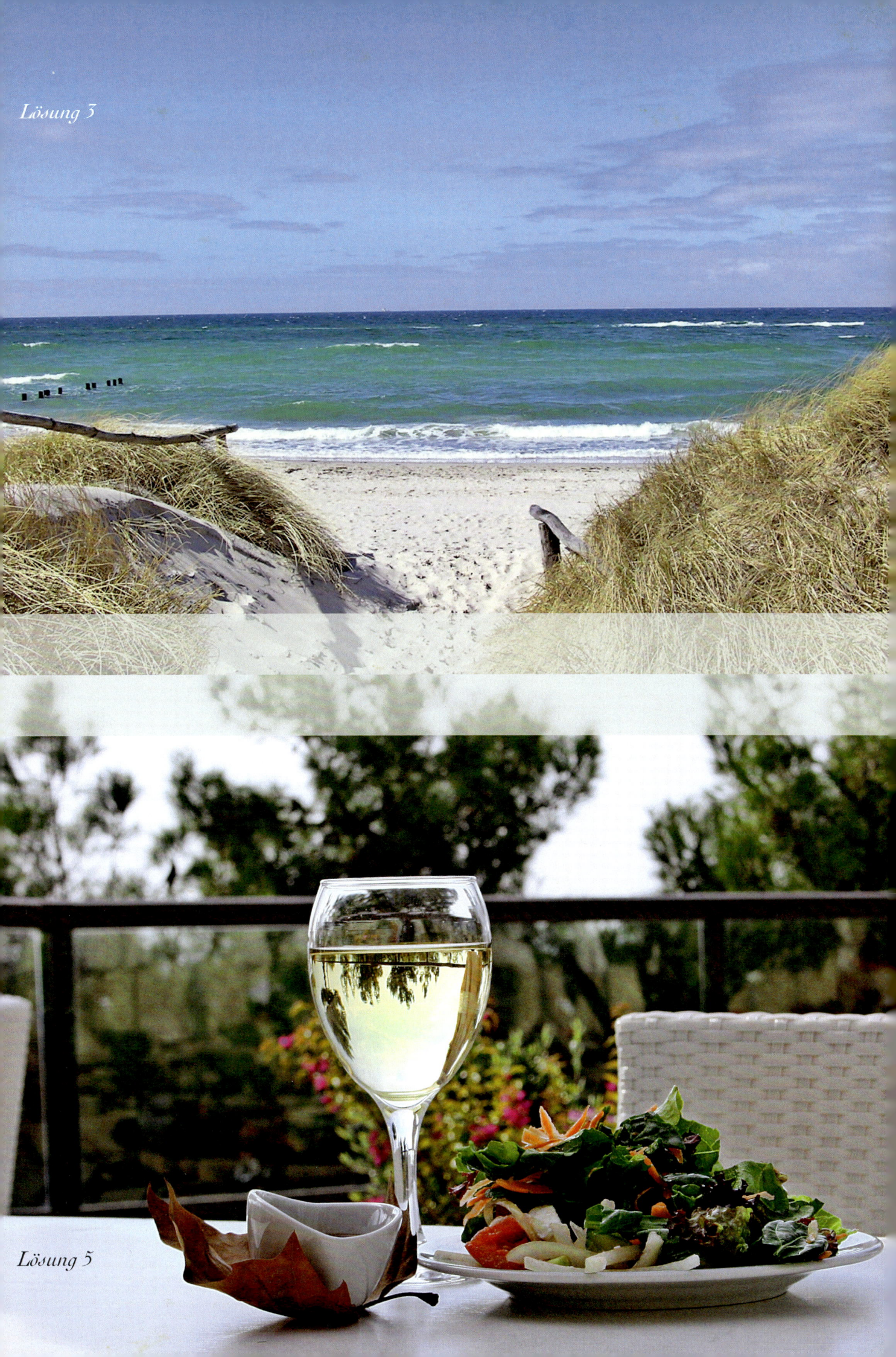

Lösung 5

Tipp:

Sammeln Sie für nächste Einsätze doch einfach mal Ansichtskarten! Bitten Sie Kollegen/Freunde, welche zu senden, so entstehen schnell praktische Arbeitsmaterialien und die Senioren freuen sich über Post aus aller Welt. Um eine Urlaubsstimmung nachhause zu holen, eignen sich Materialien wie Sand, Muscheln, Seesterne usw. Auch ein aufblasbarer Wasserball passt dazu und kann ebenso für eine 10-Minuten-Aktivierung hergenommen werden. Ich selber habe für Betreuungseinsätze im Hochsommer ein Planschbecken organisiert und mehrfach als erfrischendes „Fußbad" im Garten bereitgestellt!

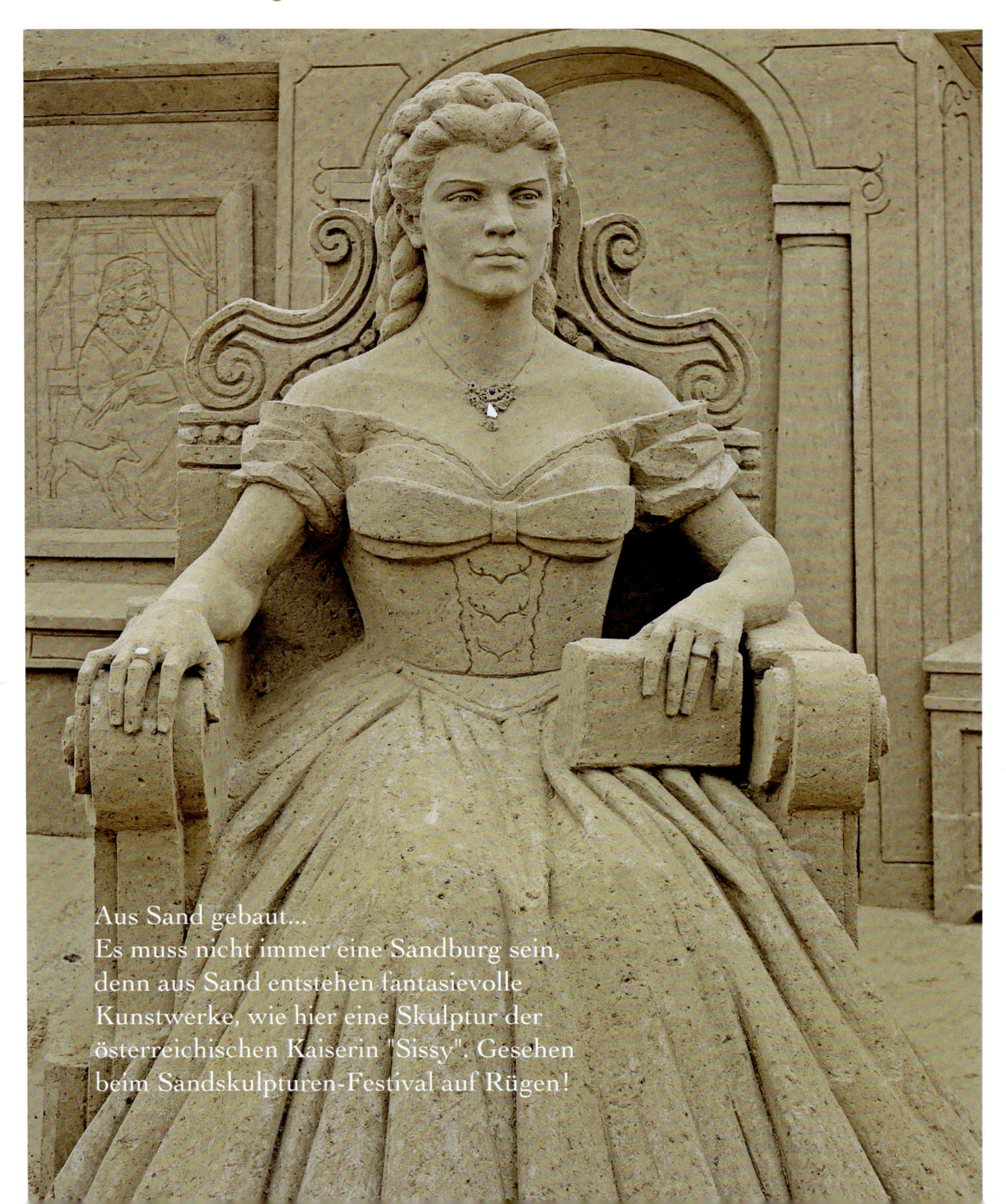

Aus Sand gebaut...
Es muss nicht immer eine Sandburg sein, denn aus Sand entstehen fantasievolle Kunstwerke, wie hier eine Skulptur der österreichischen Kaiserin "Sissy". Gesehen beim Sandskulpturen-Festival auf Rügen!

Die unverkäufliche Seifenkiste

Unser Nachbar, ein stattlicher Mann im mittleren Alter, ist noch immer Junggeselle. Oft fragen sich mein Schatz und ich, warum er noch nicht die „Richtige" fand. Ist er vielleicht zu wählerisch? Oder brachte das lange Alleinleben schon so manch wunderliche Marotte bei ihm hervor? Es kann natürlich auch sein, dass er sich sogar sehr wohl fühlt mit seinem Singleleben und unser Bedauern deshalb fehl am Platze ist. Unser Nachbar übt ein besonderes Hobby aus. Nein, er liebt keine Briefmarken, Tauben oder Modelleisenbahnen. Er baut mit einer Inbrunst, die ihresgleichen sucht, Seifenkisten! In seiner Freizeit verbringt er jede Minute im Keller und werkelt mit Hammer und Säge. In den vielen Jahren, die wir mittlerweile in dem Haus wohnen, entstanden auf diese Weise mindestens ein Dutzend solcher „Kinderträume". Viel Arbeit und Liebe stecken in den kleinen Rennwagen, die er nach Fertigstellung an Interessenten verkauft. Daher besucht er viele Seifenkistenrennen, bei denen er so manches seiner Unikate sieht. Unser Nachbar – ein Ass als Konstrukteur – findet mit Leichtigkeit Abnehmer für seine Werke. Oft kehrt er mit einem Auftrag für den Bau einer neuen Seifenkiste nach Hause zurück.

Als ich unseren Nachbarn mal wieder im Keller traf, fiel mir eine Seifenkiste ins Auge. Sie sah mit ihrer auffallend blauen Farbe einerseits außergewöhnlich aus und andererseits gefiel sie mir wegen ihrer Schlichtheit. Es waren weder auffällige Rallyestreifen noch großflächige Werbeschriften vorzufinden. Als ich fragte, ob schon ein Abnehmer auf seine abgeschlossene Arbeit wartet, erwiderte er: „Diese Seifenkiste ist unverkäuflich." Aha, das ist zwar ganz neu, aber ich zog trotzdem keine weiteren Rückschlüsse.

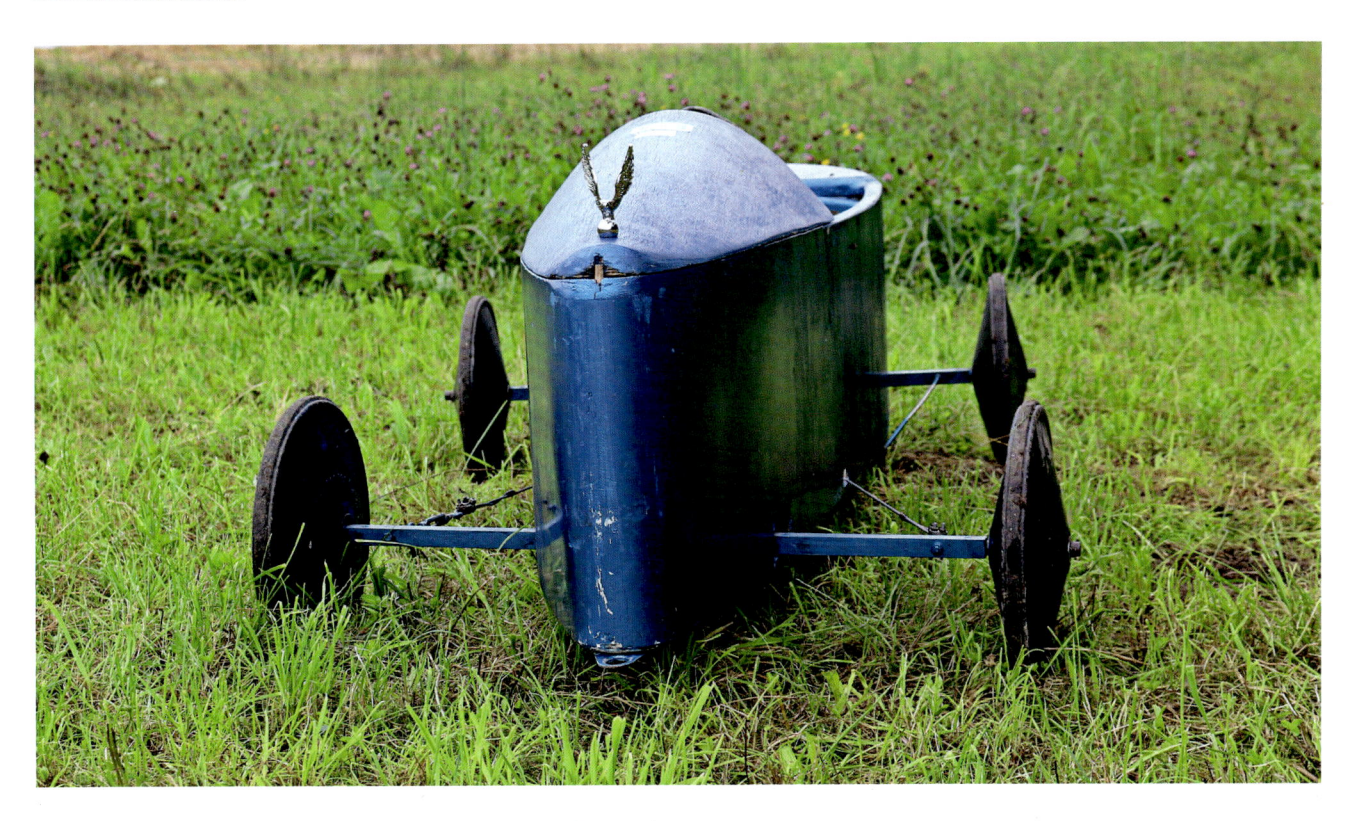

Viele Wochen nach unserem Gespräch fiel mir ein Plakat auf, auf dem ein Seifenkistenrennen angekündigt wurde. Der Austragungsort liegt zwar fünfzig Kilometer von unserem Wohnort entfernt, doch da das Rennen an einem Wochenende stattfand, unternahmen wir einen Ausflug aufs Land. Wir freuten uns auf das Spektakel, das die dortige Burschenschaft ausrichtete. Es gab Kaffee, selbstgebackenen Kuchen und für den deftigeren Appetit zartes Grillfleisch, Kartoffelsalat und Bratwürste. Alle Besucher – auch viele Eltern mit ihren Kindern – genossen die legere Atmosphäre.

Wir trafen rechtzeitig zum Start ein und suchten uns ein gemütliches Plätzchen in der Nähe der Zieleinfahrt. Von weitem sahen wir die zahlreichen Seifenkisten, die oberhalb des Abfahrtshanges standen. Die Strecke zog sich über einen abschüssigen, leicht kurvigen Weg und mündete unten am Waldrand. Wie bei der Formel 1 waren in den Kurven Schutzreifen platziert. Viele Zuschauer säumten bereits die Piste, so dass die Spannung unaufhörlich stieg. Durch den Lautsprecher tönte laute Musik, bis eine Stimme die Teilnehmer samt Boxenteam vorstellte: „Roter Blitz", „Heidis Kisten", „Silberpfeil", „Die Blauen Flitzer" oder neudeutsch „Reacing Team One" … Ich wunderte mich, wie professionell das Ganze gehandhabt wurde.

Nun war es soweit, die erste Startnummer nahm oben Fahrt auf und raste mit einer enormen Geschwindigkeit die etwa 300 Meter abwärts und kam erst lange hinter dem Ziel wieder zum Stehen.

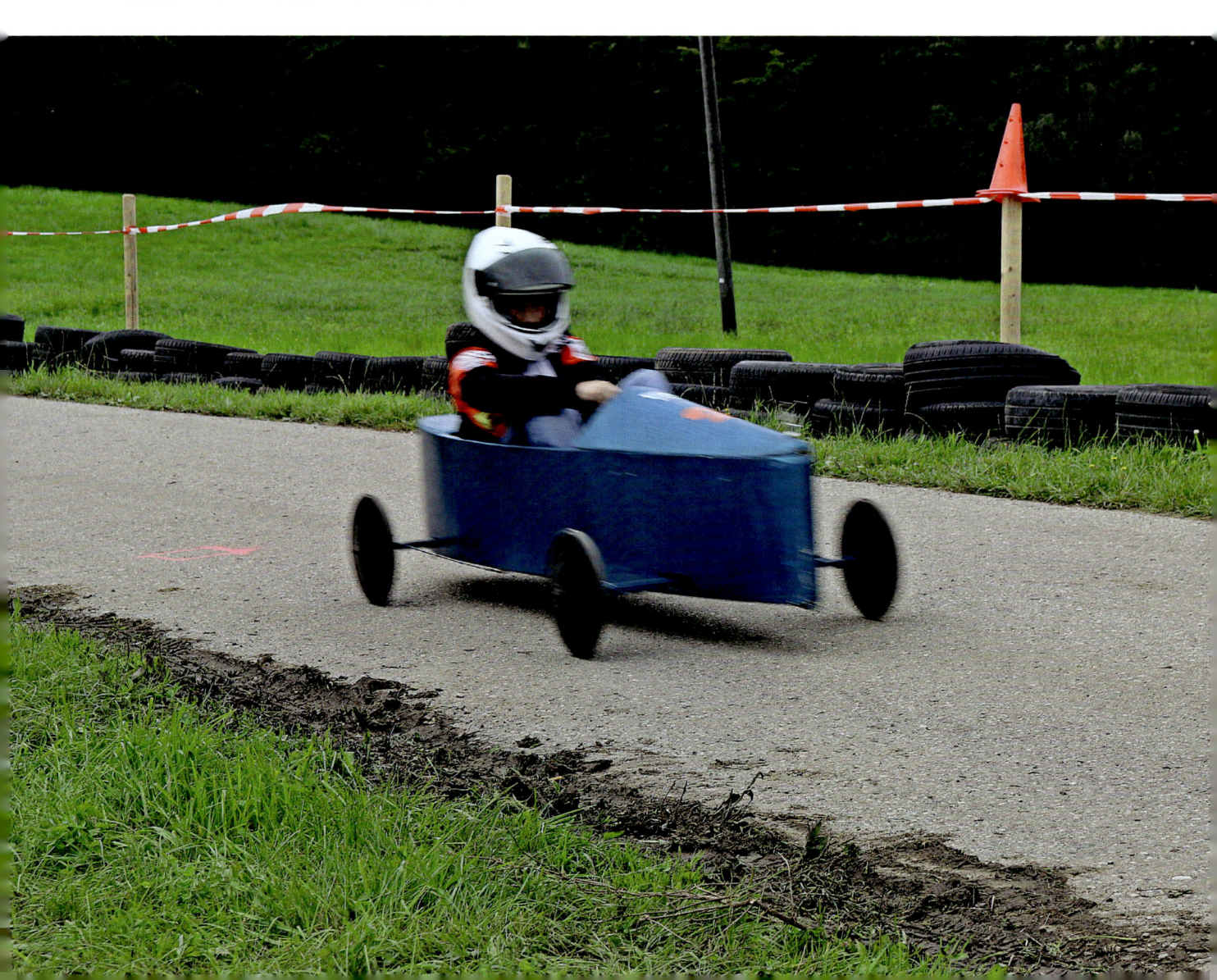

Die zweite Seifenkiste startete und ein kleiner Junge schoss die Piste entlang. Er war noch schneller als sein Vorgänger. Nun folgte die dritte Kiste und fuhr gekonnt in die Kurven, um elegant im Ziel zu landen. Die Fans applaudierten jedem Fahrer und – stellen Sie sich vor – dass diese gerade mal aus dem Windelalter heraus waren. Die tollkühnen Auftritte dieser Knirpse lösten bei mir Begeisterungsstürme aus. Nun kam mit viel Schwung die nächste Seifenkiste heruntergerollt. Denn der Antrieb erfolgt ohne Motorkraft. Als die Kiste um die erste Kurve bog, sah ich das blaulackierte Kinder-Automobil meines Nachbarn. Ein Knabe mit einem weißen Sturzhelm fuhr das Gefährt und lenke es gekonnt durch den Parcours.

Ja, welch eine Überraschung dachte ich, nun fand er doch noch einen Käufer für sein handwerkliches Meisterstück. Ich dachte aber nicht weiter darüber nach, denn ich wollte noch die weiteren acht Teilnehmer verfolgen. Alle erreichten heil und unversehrt das Ziel und meisterten ihre Sache mit Bravour. Nun stand die Siegerehrung an. Dazu begaben sich die Gewinner neben das Ziel, wo auf einem Podest die Pokale standen. Wir blieben auf unseren Plätzen sitzen und hatten das Geschehen gut im Blick. Zu unserem Erstaunen sahen wir unseren Nachbarn, als dieser dem mutigen „Drei-Käse-Hoch-Fahrer" auf das Siegerpodest half. Er hievte ihn stolz auf das „Nr.-1-Treppchen" und umarmte eine Frau, die neben ihm stand. Nach der berühmten „Sektdusche" und Preisverleihung brachen wir bestgelaunt in Richtung Heimat auf.

Wenige Wochen später erhielten wir von unserem Nachbarn eine Einladung zur Hochzeit. Wir waren baff! Wer sollte die Auserwählte sein? Eine Ahnung beschlich uns und tatsächlich, er heiratete die Mutter des Seifenkisten-Fahrers. Das Paar lernte sich, dank glücklicher Fügung des Schicksals, bei einem Rennen kennen und er verliebte sich auf der Stelle in die sympathische Frau. So entstand eine Bekanntschaft, die sich schnell vertiefte. Natürlich war unser Nachbar ebenfalls vom Sprössling begeistert und erkannte sofort dessen Talent. Er förderte das Kind nach Maßen und widmete sich fortan mit ganzem Herzen dem Fahrernachwuchs. Für ihn baute er die besondere, unverkäufliche Seifenkiste, mit welcher er schon bei mehreren Rennen als Sieger hervorging.

Weiterführende Informationen:

Oberursel im Taunus gilt als Geburtsstätte der Seifenkisten. Die ersten Rennen fanden 1904 und 1907 statt und diese Rennwagen in Miniatur wurden den echten Rennwagen nachempfunden und nachgebaut. Der Name „Seifenkiste" entstand durch einen amerikanischen Fotoreporter, als er Kinder beim Basteln fotografierte. Sie verwendeten hölzerne Pappkisten, die von einer Seifenfirma stammten. Der Reporter sah die „Soap Box", was aus dem Englischen übersetzt „Seifenschachtel" heißt. Daraus entstand der spätere Begriff „Seifenkiste".

Aktivierung / Beschäftigung:
Namen-Ratespiel / Handwerkliches

Ergänzen Sie die Namen folgender berühmter Rennfahrer.

Huschke	_____	(von Hanstein)
Sir Stirling	____	(Moss)
Juan Manuel	_____	(Fangio)
Walter	_____	(Röhrl)
Hans	_____	(Herrmann)
Hans-Joachim	_____	(Stuck)
Jochen	_____	(Rindt)
Niki	_____	(Lauda)
Ayrton	_____	(Senna)
Michael	_____	(Schumacher)
Sebastian	_____	(Vettel)

Wer handwerklich begabt ist, kann mit den Senioren auch selber eine Seifenkiste bauen. Vielleicht lässt sich ein Hausmeister oder eine andere „Hilfe" mit einbinden. Solch ein umfangreiches Projekt zieht sich über mehrere Wochen hin und kann in einem überschaubaren Team für Abwechslung sorgen. Entsprechende Bausätze gibt es zu kaufen. Die fertigen Modelle könnten dann an einen Kindergarten übergeben werden oder bei einer Versteigerung verlost, verschenkt, verkauft oder gespendet werden. Auf Wunsch der „Konstrukteure" und in Absprache mit der Hausleitung kann das Präsentationsstück auch in der Einrichtung verbleiben. Auf diese Weise erkennen die Bewohner, deren Angehörige und auch Besucher, zu welch bewundernswerter Leistung Demenzkranke in der Lage sein können.

Tipp:

Verbinden Sie doch einmal einen Ausflug mit dem Besuch eines Seifenkistenrennens. Entsprechende Angebote gibt es zunehmend in vielen Städten und Orten. Den Austragungsort bitte vorher inspizieren, inwieweit er für Rollstuhl oder Rollator geeignet ist, ob ebenerdige Toiletten vorhanden sind und ob Möglichkeiten für Essen und Trinken gegeben sind!

Die kleine Eisdiele in unserer Straße

Meine Heimatstadt, deren Namen viele zu Witzen animiert, liegt im tiefsten Ruhrgebiet. Hier bestimmten früher Zechen und große Stahlbetriebe das Bild. Es gab aber auch kleine Bauernschaften und viel Grün, was „Castrop-Rauxel" den Slogan „Industriestadt im Grünen" verlieh. Mit dem Wiederaufbau nach Kriegsende setzte der Bergbau als eines der wichtigsten Motoren für die Wirtschaft seine Produktion fort. Die Kohle wurde als Energielieferant dringend benötigt und die Betriebe warben massenhaft Flüchtlinge und Vertriebene an. Durch die Wohnungsknappheit der zerbombten Städte – 50% der Wohnungen waren durch Kriegseinwirkungen völlig zerstört – versprach eine Stelle im Bergbau neben einem soliden und sicheren Lohn auch die ersehnte Wohnung. Nach dem raschen Wiederaufbau und dem sogenannten Wirtschaftswunder entstanden neue, interessante Branchen und Arbeitsplätze, in die sich die ehemaligen „Kumpels" aus dem körperlich schweren Kohleabbau gerne abwerben ließen. So entstand erneuter Personalengpass in den Zechen, der durch Anwerbung von Gastarbeitern behoben wurde. Auf diese Weise kamen die ersten Italiener in den „Pott", wie die Region auch liebevoll genannt wird. Die Wertschöpfung des Ruhrgebietes nahm enorm zu und ich bin mir sicher, dass der Begriff „Kohle" statt „Geld" aus dieser Zeit stammt.

Durch den Zuzug der südländischen Arbeiter, deren Familien in den Anfangsjahren in ihrer Heimat verblieben, veränderte sich das Bild des Ruhrgebietes. Man kannte bis dato nur die üblichen Gaststätten oder „Kneipen" und die Herren der Schöpfung tranken dort nach Feierabend ihr leckeres Pils. Ganz anders als in Bayern, wo ich heute wohne, trinken die Preußen ein sogenanntes „gepflegtes" Pils. Zu meinem Bedauern stelle ich fest, dass die Bayern kein „lecker Bier" zapfen können. Auch wenn ich nun Proteststürme auslöse, ich bleibe dabei. Denn gelegentlich vermisse ich so ein fachmännisch gezapftes „Pilsken" mit einer korrekt ausgebildeten Schaumkrone!

Wer nicht gern in die Kneipe ging, dem blieb nur noch das Cafe am Marktplatz. Dies war jedoch überwiegend von „behüteten" älteren Damen gefüllt, so dass die Teenager, wie beispielsweise mein Onkel in jungen Jahren, sich dort unwohl fühlten. Für junge Leute war also damals kein geeigneter Platz vorhanden. Das änderte sich schlagartig, als die erste Eisdiele eröffnete. Sie lag direkt in unserer Straße und erfreute sich rasch zunehmender Beliebtheit. Als Treffpunkt für junge Leute erreichte sie in kurzer Zeit Kultstatus. Es galt als chic und modern, sich in der Eisdiele zu verabreden. Denn hier ließ sich die italienische Kunst des Eismachens genießen.

Und der sehr starke Kaffee – Espresso genannt – servierte die freundliche Bedienung aus Kalabrien in kleinen Tassen. Man sah und wurde gesehen!!! So avancierte die kleine Eisdiele in unserer Straße zu einem Ort mit südländischem Flair. In den mondänen Städten wie München oder Hamburg war das Italienfieber schon längst ausgebrochen. Es dauerte in Castrop-Rauxel natürlich ein wenig länger, bis die neue

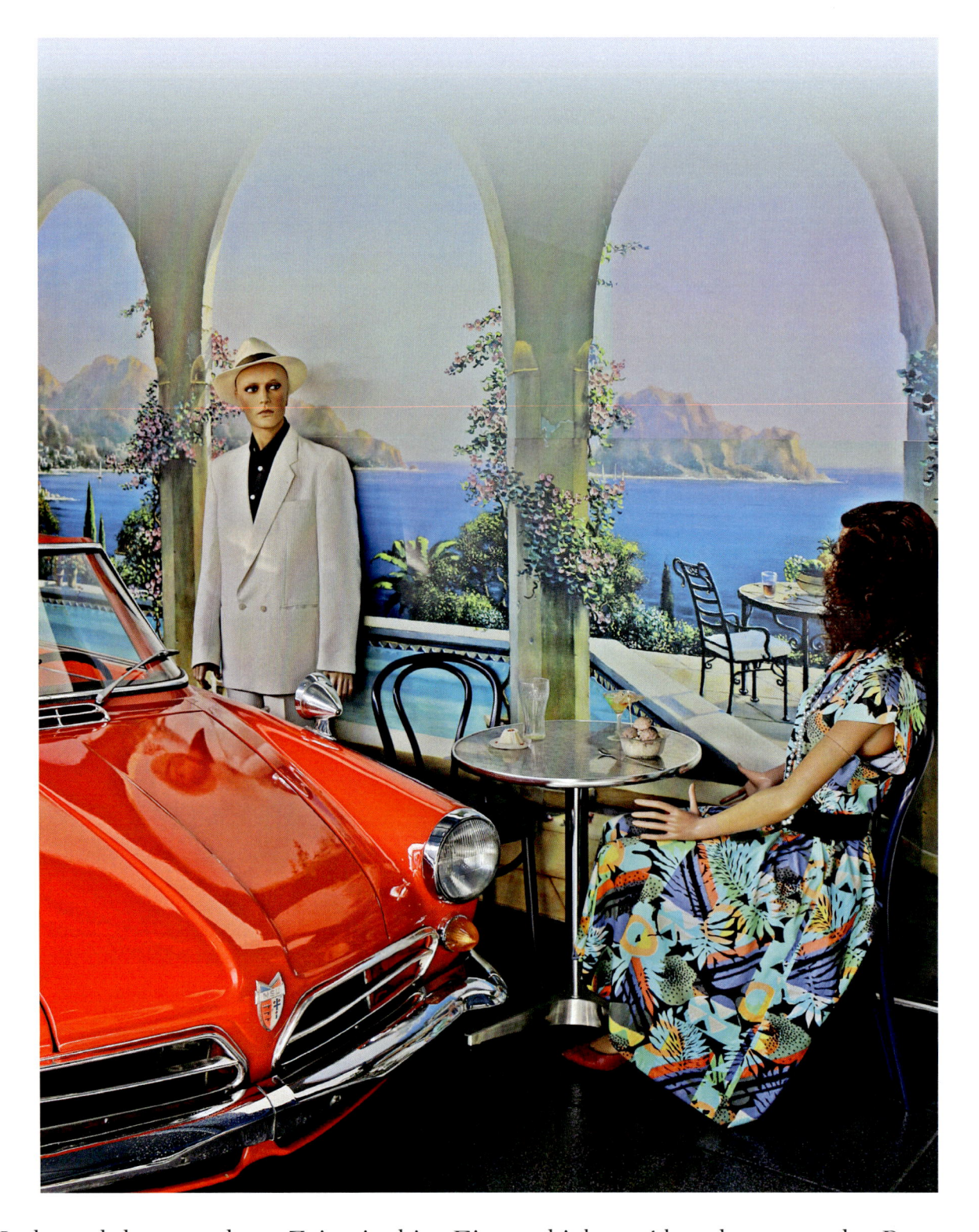

Mode und der geänderte Zeitgeist hier Einzug hielten. Aber dann war der Pettycoat nicht mehr aufzuhalten. Die Frauen trugen Pferdeschwanz und flache Schuhe. In schwarz-weiß gepunkteten Kleidchen, mit einer kleinen Schleife versehen, wirkten sie sehr jugendlich und zauberhaft. Erinnern Sie sich noch an Audrey Hepburn in ihrem Film „Frühstück bei Tiffany"? Mit ihrem Aussehen gilt die zierliche Schauspielerin heute noch als Stilikone und Legende!

Wenn ich den Erzählungen meines Onkels Glauben schenken darf, war diese kleine Eisdiele Schauplatz für eine völlig neue Lebenskultur. Hier traf sich die Jugend der Stadt und es ging mitunter wild her. Die Eisdiele nutzten die hübschesten Mädels also als Treffpunkt, um gesehen und bewundert zu werden. So ist es nicht verwunderlich, dass mein Onkel hier Stammgast wurde. Die beschwingte Leichtigkeit der Italiener löste bei den Deutschen die Sehnsucht nach einer anderen Lebensart aus. Dies spiegelte sich in der geänderten Mode und in den neuen Essgewohnheiten wieder.

Zu dieser Zeit entdeckten die Deutschen Italien als Reiseland und ich kann mich noch an ein Mitbringsel meines Onkels erinnern. Eine bunt beleuchtete schwarze Gondel, die jahrelang auf unserem Fernseher stand. Was heute eher für Kitsch gehalten wird, war früher Ausdruck dieser beschwingten Epoche. Kerzen tropften von alten Weinflaschen, um die romantische Italienidylle auch zuhause einzufangen. Ölgemälde mit Zypressen und lieblichen Landschaften hingen in vielen Wohnzimmern. Eis wurde mobil in herrlichen Wagen verkauft und allein schon das Bimmeln der Glocke machte viele Kinder glücklich. Sie standen mit 5 oder 10 Pfennig in der Hand und schauten mit großen Augen zu, wenn der Eismann ihnen die ersehnte Kugel auf die Waffel drückte. Er reichte ihnen das Eis – seine weiße Mütze auf dem Kopf – mit einem Lächeln im Gesicht.

Ein weiteres Muss für junge Burschen war der berühmte Motorroller und so entwickelte sich auch mein Onkel zum Trendsetter. Er kaufte von seinem ersten verdienten Geld eine „Vespa" und fuhr stolz in der Eisdiele vor. Natürlich deshalb, um die weiblichen Geschöpfe schwer zu beeindrucken, was ihm mit Leichtigkeit gelang. Eben „*La dolce Vita*".

Stellen Sie sich vor, die vielen Italiener wären damals nicht in unser Land gekommen, um wieviel ärmer wäre unsere heutige Kultur.

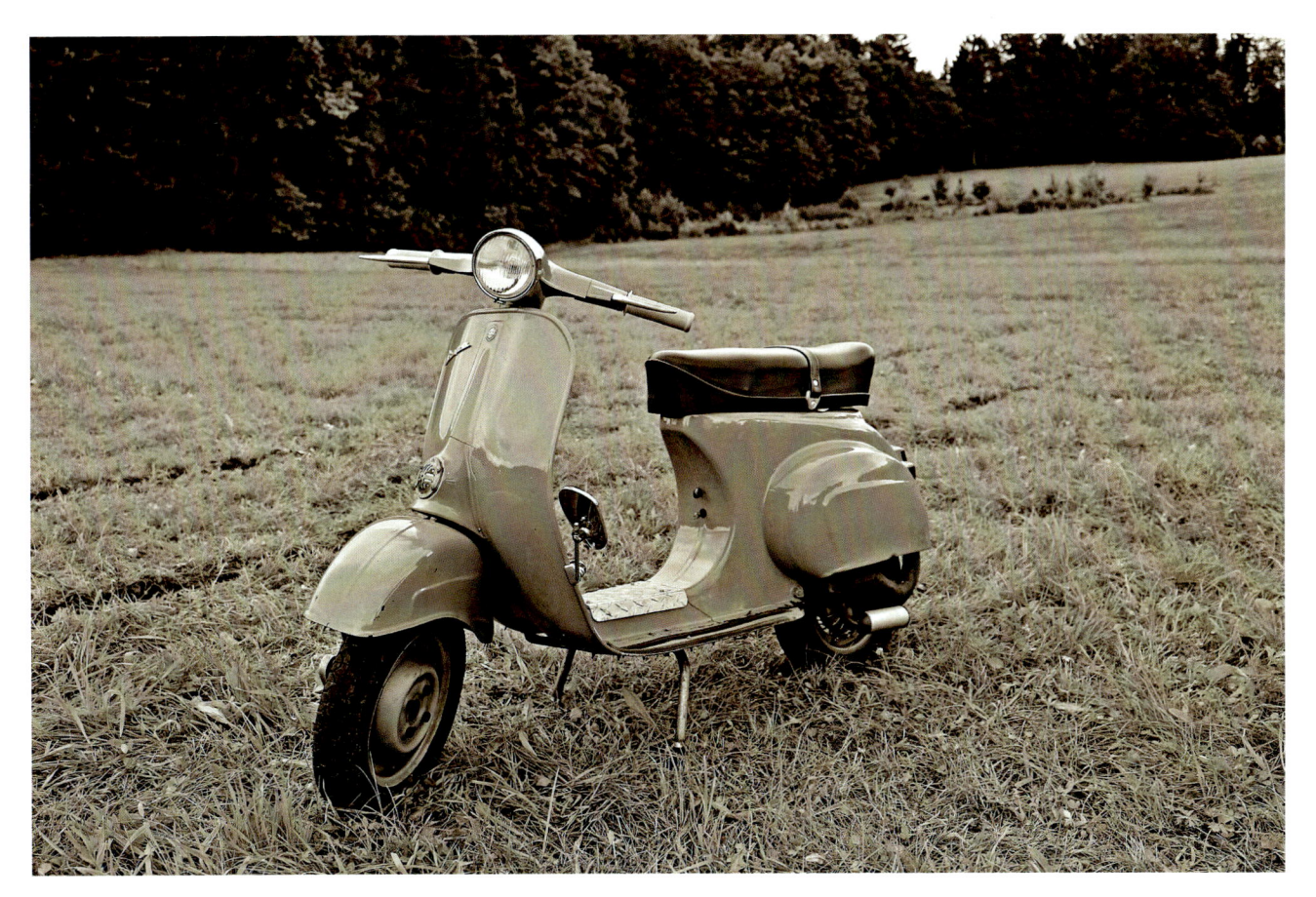

Zwei kleine Italiener
Gesungen von Conny Froboess, 1962

*Eine Reise in den Süden
ist für and're schick und fein
doch zwei kleine Italiener
möchten gern Zuhause sein*

*Zwei kleine Italiener
die träumen von Napoli
von Tina und Marina
die warten schon lang auf sie*

*Zwei kleine Italiener
die sind so allein*

*Eine Reise in den Süden
ist für and're schick und fein
doch zwei kleine Italiener
möchten gern Zuhause sein
Oh Tina oh Marina
wenn wir uns einmal wiedersehn
Oh Tina oh Marina
dann wird es wieder schön*

*Zwei kleine Italiener
vergessen die Heimat nie
die Palmen und die Mädchen
am Strande von Napoli*

*Zwei kleine Italiener
die sehen es ein*

*Eine Reise in den Süden
ist für and're schick und fein
doch zwei kleine Italiener
möchten gern Zuhause sein
Oh Tina oh Marina
wenn wir uns einmal wiedersehn
Oh Tina oh Marina
dann wird es wieder schön*

*Zwei kleine Italiener
am Bahnhof da kennt man sie
sie kommen jeden Abend
zum D-Zug nach Napoli*

*Zwei kleine Italiener
steh'n stumm hinterdrein*

*Eine Reise in den Süden
ist für and're schick und fein
doch zwei kleine Italiener
möchten gern zuhause sein
Oh Tina oh Marina
wenn wir uns einmal wiedersehn
Oh Tina oh Marina
dann wird es wieder schön*

Singen und Musik spielt in der Demenzbetreuung eine große Rolle und selbst wo die Sprache nicht mehr möglich ist, findet die Musik den Zugang zum Menschen. Die Zuhörer erinnern sich nicht nur an die Melodien aus früheren Zeiten, sondern können selbst Lieder mit vielen Strophen mitsingen. Daher ist eine derartige Aktivierung immer empfehlenswert und Singen, Musik hören oder Musizieren sollte regelmäßig angeboten werden.

Interessanter Link für die Recherche nach bestimmten Jahrgängen, für Schlager, Mode, Geschichte und wichtige Ereignisse http://www.was-war-wann.de/1900/1960/schlager/schlager-1960.html

Weiterführende Informationen:

In der Geschichte dreht es sich um Gefühle, die mit Herkunft und Heimat zu tun haben. Heimat beschränkt sich nicht nur auf ein Gefühl der Kindheit, sondern prägt das ganze Leben. Diese Emotion ist die Verbindung des Menschen zu einem bestimmten Raum oder Ort, in den er hineingeboren wurde. Der Charakter, das Weltbild und die Mentalität werden von der Heimat bestimmt. Heimat heißt Identität und wie viele Menschen mussten sie aufgeben!

Durch den zweiten Weltkrieg wurden etwa 12-14 Millionen Menschen zwischen 1944/1945 bis 1950 Flüchtlinge oder Vertriebene. Sie mussten ihre meist östlichen Heimatgebiete zwischen Oder und Neiße verlassen. Für die vielen Flüchtlinge stellten Lagerleben, Entbehrung und der Verlust der Heimat den Alltag dar und führten mitunter zu Traumata.

Besonders diese Erfahrungen spielen in der Demenz eine große Rolle. Für die Betroffenen ist die Vergangenheit präsenter als die Gegenwart, was diese Eindrücke wieder lebendig machen. Ich kenne einen alten Herrn, der seit Jahrzehnten in Deutschland lebt, seinerzeit aus Oberschlesien floh und der nun ausschließlich polnisch spricht. Er befindet sich heute also wieder in der Zeit, in der seine damalige Heimat polnisch wurde und in der er polnisch reden musste.

Aktivierung / Beschäftigung: Biografie / Kreativität

Für jeden bedeutet Heimat etwas anderes. Viele verloren ihre Heimat – viele fanden eine neue. Es gibt sogar eine Wohnungsbaugesellschaft mit dem Namen „Neue Heimat".

Folgende Zitate handeln von „Heimat":

Man weiß nicht, was man an der Heimat hat, bis man in die Ferne kommt.
(Deutsches Sprichwort)

Die Heimat bleibt doch immer der schönste Fleck der Welt.
(Johann Nepomuk Vogl)

Nicht wo du die Bäume kennst, sondern wo die Bäume dich kennen, ist deine Heimat.
(aus Sibirien)

Verwurzelt sein heißt, seinen Standort freiwillig zu wählen.
(Klaus Ender)

Heimat ist der Duft unserer Erinnerungen.
(Anke Maggauer-Kirsche)

Es wäre ein Versuch wert, die Emotionen, welche mit „Heimat" und „Herkunft" verbunden sind, vorsichtig zu ergründen. Deshalb schlage ich vor, ein Bild malen zu lassen. Es kommt dabei nicht auf das Malen als Tätigkeit an, sondern auf die freiwerdenden Emotionen, die das Malen beim Demenzkranken auslösen. Das Gemalte kann Ausdruck des seelischen Empfindens sein und sogar mögliche Blockaden lösen. Zahlreiche Therapeuten nutzen diese Art der Aufarbeitung.

Diese Aktivierung erfordert großes Vertrauen und Einfühlungsvermögen. Es ist wichtig, die Teilnehmer in einem ruhigen, geschützten Raum zu wissen. Bitte vermeiden Sie Störungen von außen und achten Sie auf eine überschaubare Gruppengröße von maximal 3 bis 5 Teilnehmern, da vergangenes Leid aufsteigen kann, auf das möglichst individuell eingegangen werden muss. Ideal eignet sich diese Beschäftigung im Rahmen einer Einzelbetreuung. Schaffen Sie eine heimelige Atmosphäre und akzeptieren Sie mögliche Ablehnungen. Viele könnten mit dem Satz „Ich kann nicht malen". reagieren. In dem Fall könnten Sie einfach damit beginnen, selber ein Bild zu malen. Durch ihr „Vormachen" und Eintauchen in das Bild können sich einige Teilnehmer animiert fühlen, dann doch selber zu malen. Auf diese Weise können persönliche Seelenbilder der demenziell erkrankten Senioren entstehen.

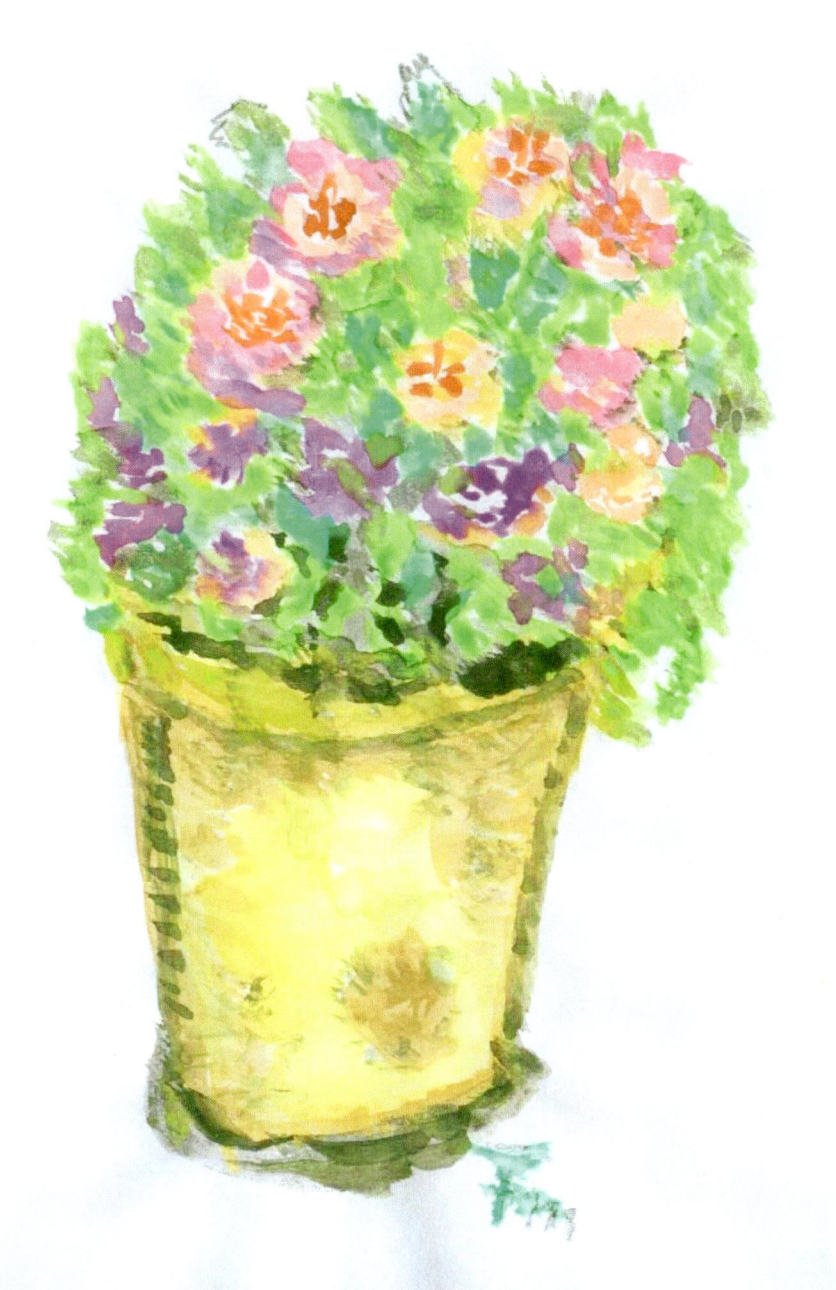

Dieses aparte Bild zum Thema „Heimat" malte eine 94 jährige Dame. Sie erinnerte sich an den großen Garten aus Kindertagen und die vielen Stiefmütterchen, welches die Lieblingsblumen ihrer Mutter waren.

Meine Freunde die Bäume

Ich wohne in einer schönen Wohnung – in einem Vorort von München – zur Miete. Bereits seit 15 Jahren fühle ich mich hier sehr wohl. Zu meiner Wohnung gehört ein großer Balkon, den ich besonders liebe. Von ihm bietet sich mir ein herrlicher Blick ins Grüne und ich kann nach Herzenslust meinen „Grünen Daumen", den mir meine Oma vererbte, ausleben.

Die Grünanlagen vor und hinter dem Haus legte die Hausbesitzerin – eine leidenschaftliche Landschaftsarchitektin – mit viel Liebe und Können an. Grünes um Häuser herum galt früher zu Zeiten der geringeren Bebauung als selbstverständlich, doch in Metropolen wie München stellt das Anlegen von Grünanlagen zur heutigen Zeit einen gewissen Luxus dar. Sie müssen wissen, dass bei Grundstückspreisen von mittlerweile 1.300 € pro Quadratmeter jedes Fleckchen Erde eine Kostbarkeit ist. So verwundert es nicht, dass nur noch wenige Liegenschaften mit altem Baumbestand existieren und dass wegen Wohnraummangel fast jeder zur Verfügung stehende Quadratmeter zugebaut wird.

Meine Vermieterin leistete also echte Pionierarbeit, indem sie für eine üppige Vegetation sorgte. Blühende Stauden und Büsche säumen den Weg zu den einzelnen Hauseingängen. Hinter dem Wohnblock befindet sich eine große Wiese mit zahlreichen Bäumen. Eine kleine Laube lädt die Bewohner zur nachbarschaftlichen Begegnung, zum Verweilen und zum Genießen lauschiger Stunden unter herrlichem Blauregen ein. Der Clou jedoch war, dass die Eigentümerin eigens für ihre Mieter insgesamt acht Obstbäume pflanzen ließ. Es handelt sich um vier Apfel-, zwei Kirsch- und zwei Pflaumen-/Zwetschgenbäume. Mit diesen Bäumen fühle ich mich auf eine besondere Weise verbunden und deren Wohlergehen liegt mir sehr am Herzen. Zuerst nahm ich an der feierlichen Pflanzzeremonie teil, um dann das Heranwachsen der Bäume im Laufe der wandelnden Jahreszeiten zu verfolgen. Nach dem Setzen wirkten sie noch ziemlich klein. Doch von Jahr zu Jahr wuchsen sie zu stattlichen Obstbäumen heran. Zwischen ihnen und mir entwickelte sich eine tiefe Freundschaft und wir leisteten uns häufig gegenseitig Gesellschaft. Oft saß ich im Sommer unter einem der Bäume, las im Schatten ein Buch und konnte an keinem Platz besser abschalten. Mitunter legte ich mich auf eine Decke, schaute in die Wolkenbilder und träumte mich in andere Welten. Sollte ich gelegentlich mal in trauriger Stimmung sein, tröstete mich mein Lieblingsbaum durch seine Anwesenheit und es kam vor, dass ich ihn sogar umarmte.

Im Frühling ließ ich mich von den vielen rosa und weißen Blüten verzaubern, dessen zarten Blättchen im lauen Wind umher schwebten.

Einmal traute ich mich, tanzte beschwingt im Takt mit und ließ den Blütenregen auf mich niederrieseln. Ich breitete meine Arme aus, streckte sie dem Himmel entgegen und spürte solch ein inniges Glücksgefühl, das ich es kaum beschreiben kann. Ich fühlte eine tiefe Harmonie zwischen mir und der Natur und wurde in diesem Moment eins mit unserer wunderbaren Schöpfung.

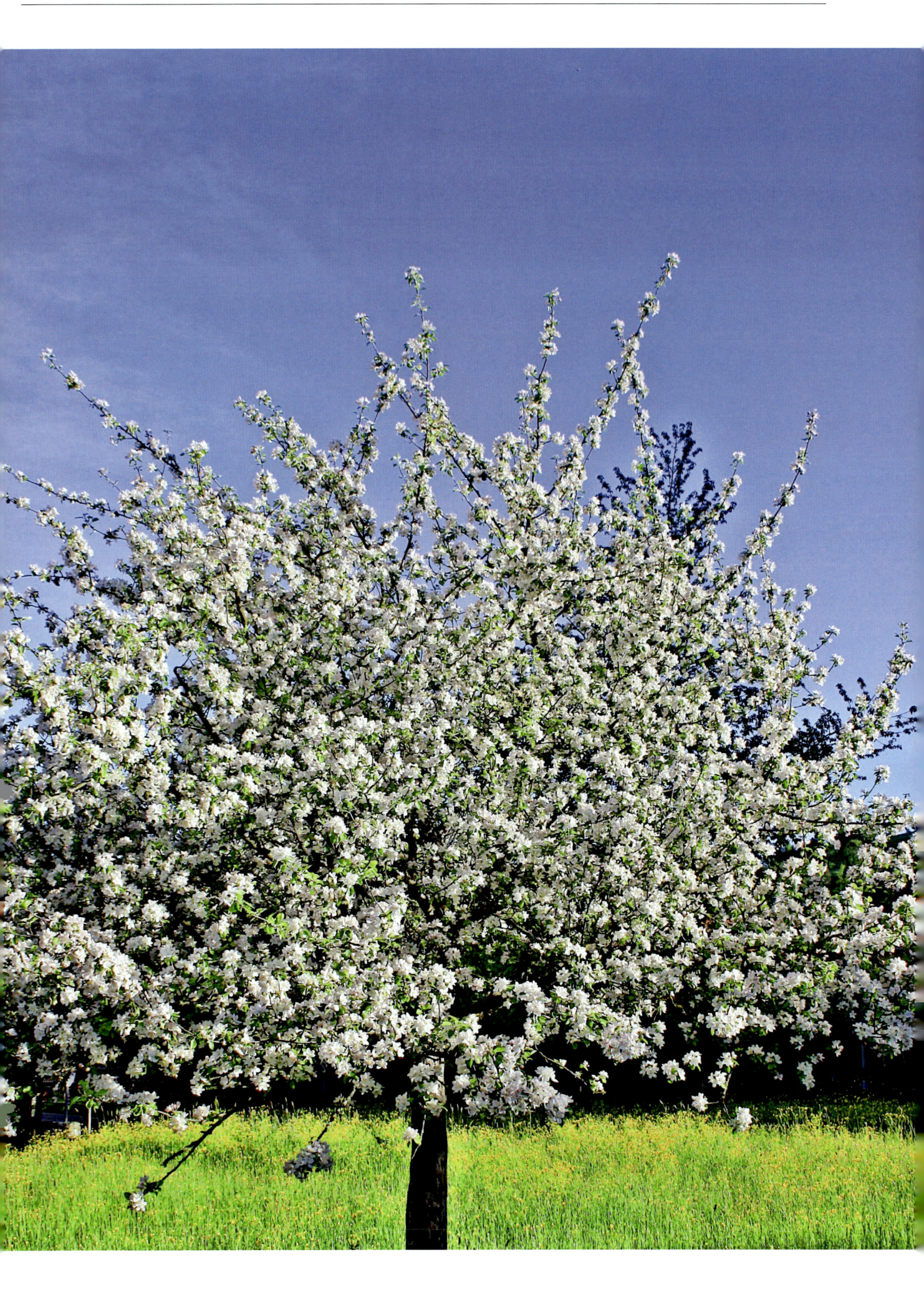

Im Sommer lockt der Kirschbaum zahlreiche Kinder an und sie veranstalten Kirschkern-Weitspucken. Ich beobachte gespannt diese lustige, sportliche Disziplin. Die Mädchen hängen sich Kirschpaare an die Ohren und stolzieren mit diesem natürlichen Ohrschmuck umher.

Wenn wir mit Familie und Freunden Sommerfest feiern, sitzen wir bei schönem Wetter unter meinem Lieblingsbaum. Wir tragen dazu Tische und Bänke ins Freie. Auch sie lieben es, unter den Bäumen zu sitzen und frohe Stunden dort zu verbringen.

In einem Sommer regnete es über eine sehr lange Zeit nicht und der Hausmeister fuhr während dieser Hitzeperiode in den Urlaub. Ich sorgte mich um meine Baumfreunde und ging jeden Morgen hinunter, goss sie mit riesigen Gießkannen und verhinderte so, dass sie verdursteten. Ich bin mir sicher, dass sie mir für meine Hilfe sehr dankbar waren, was unser Band noch mehr verstärkte.

Die schönste Zeit ist für mich der September. Dann, wenn die Früchte in der goldenen Sonne glänzen und darauf warten, gepflückt zu werden. Wie im Garten Eden lachen mich knackige Äpfel an und verführen zum Reinbeißen. Anders als im Paradies, aus welchem Adam und Eva vertrieben wurden, nachdem sie von der verbotenen Frucht kosteten, kann ich hier nach Herzenslust Gottes Gaben genießen.

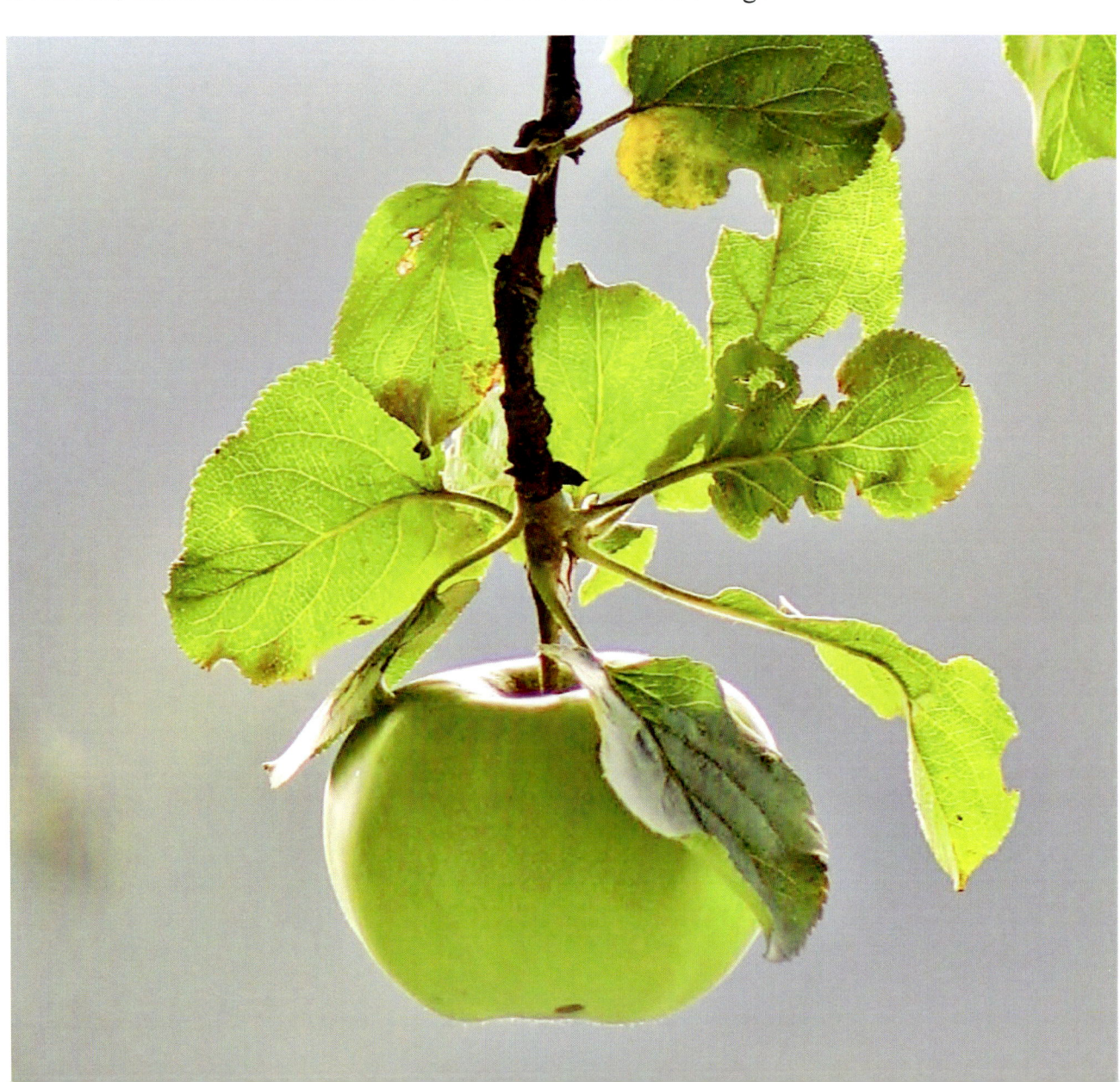

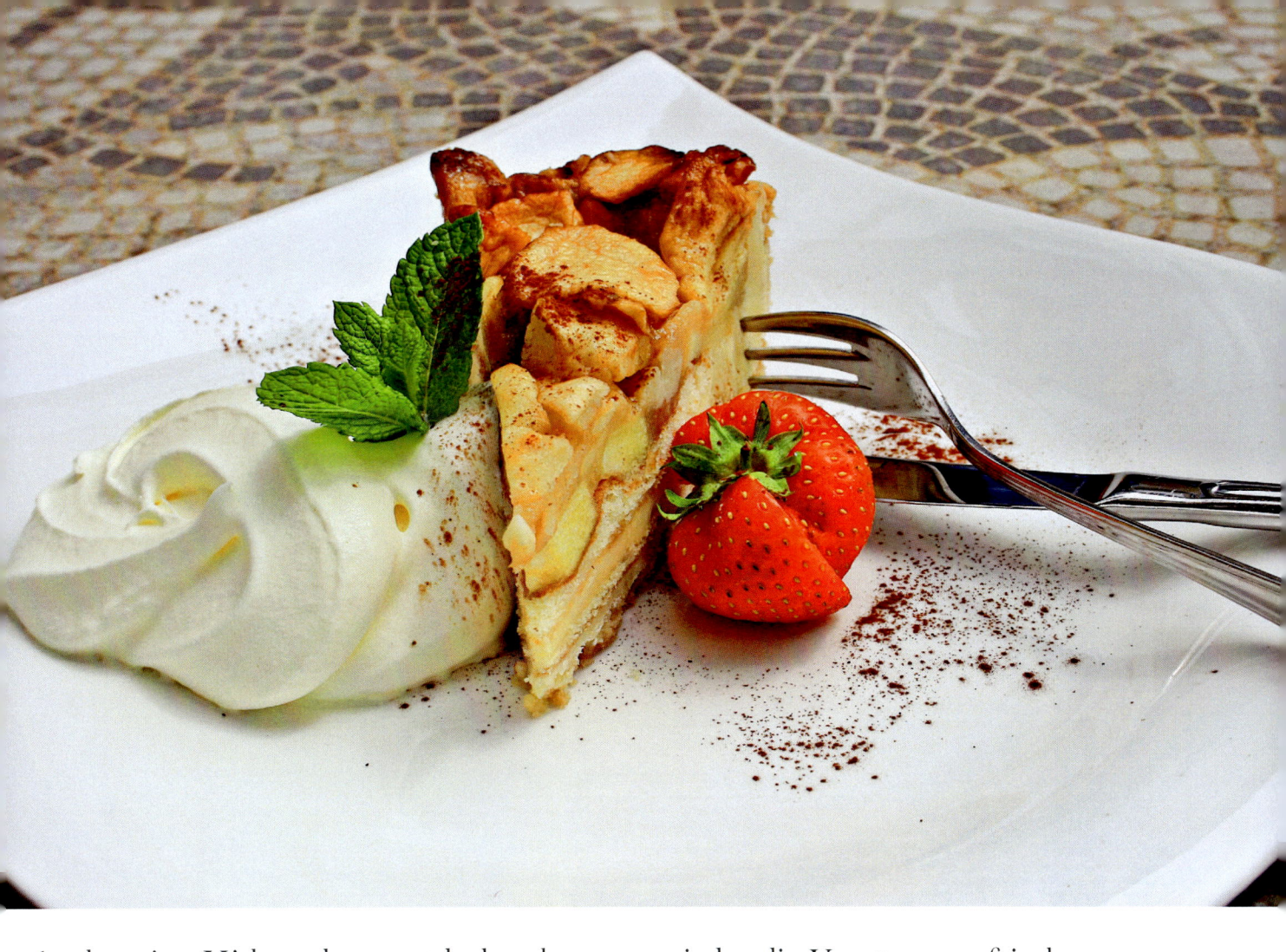

Auch meine Mitbewohner entdecken langsam wieder die Vorzüge von frisch geernteten Obst und pflücken ebenso die Äpfel und Pflaumen aus unserem Mietergarten. Mit mitgebrachten Taschen schreiten sie zur Ernte und die Kinder juchzen vor Freude. Natürlich lasse ich mich auch nicht lange bitten und trage eine stattliche Menge an Äpfeln nach Hause. Am besten schmeckt mir die niederländische Apfelsorte Boskoop, gefolgt vom Cox Orange. Nach meiner Apfelernte steht auf meinem Speiseplan die frisch gebackenen Reibeplätzchen mit Apfelmus und am Sonntag ein Apfelkuchen mit Schlagsahne.

Früher lagerten die Menschen die geernteten Äpfel im Keller und so hatten sie stets frisches Obst – und das auch im Winter. Lange Zeit kam dieses sogenannte „Einkellern" aus der Mode, jedoch erfreut sich diese Methode – und auch das Einmachen und Einkochen – wieder zunehmender Beliebtheit. Es setzt sich nun mehr und mehr das Bewusstsein durch, wie klug und praktisch die Haushaltsführung und Bevorratung früher war und auch heute ist. Deshalb nutzen nun wieder viele Hausfrauen das Wissen ihrer Mütter und Großmütter.

Weiterführende Informationen:

Bei demenziell Erkrankten lässt zunehmend der Geschmackssinn nach, was oft dazu führt, eine ausgeprägte Vorliebe für Süßes zu entwickeln. Viele kennen und lieben aus ihrer Kindheit oder Jugend die selbstgemachten Fruchtmarmeladen. Ich entschloss mich aus eigener Erfahrung dazu, mit den Demenzkranken Erdbeermarmelade zuzubereiten, weil diese Marmelade in ihrer Herstellung schnell und unkompliziert ist und außerdem stets gut gelingt. Zudem schmeckt Erdbeermarmelade ausgezeichnet und gehört zu den Klassikern unter den Marmeladen.

Aktivierung / Beschäftigung: Hauswirtschaft / Motorik

Marmelade einkochen

- 1 kg Erdbeeren geputzt gewogen
- 1 kg Gelierzucker 1 plus 1
- 1 Päckchen Vanillezucker
- 2 EL Zitronensaft
- ca. 4 leere Marmeladengläser mit Schraubdeckel
- Etiketten zum Beschriften und Aufkleben

Kaufen Sie – falls möglich mit den mobilen Senioren – die gewünschte Menge Erdbeeren. Die Früchte werden zunächst geputzt. Um zu verhindern, dass die Erdbeeren beim Waschen an Aroma verlieren, empfiehlt es sich, jede Frucht einzeln mit einem Tuch abzutupfen. Spülen Sie die Marmeladengläser aus und legen die weiteren Zutaten zurecht. Nun schneiden Sie mit den Senioren die Erdbeeren in kleine Stücke und unterstützen diejenigen, die bei dieser Tätigkeit Hilfe benötigen. Füllen Sie die Erdbeerstücke zusammen mit den übrigen Zutaten in einen großen Topf. Kochen Sie die Früchte unter ständigem Rühren – mindestens fünf Minuten – kräftig auf, bis die Fruchtmasse zunehmend dicklicher wird. Füllen Sie die heiße Masse in die vorbereiteten Gläser und verschließen Sie sie fest mit dem Schraubdeckel. Stellen Sie die Gläser anschließend für mehrere Stunden – am besten über Nacht – auf den Kopf und lassen Sie sie auskühlen.

Abschließend können Sie nun mit den Senioren gemeinsam die Etiketten beschriften und aufkleben.

Tipp:

Mit Sicherheit freuen sich die Senioren über ihr Werk. Das erste gemeinsame Frühstück mit der selbst zubereiteten Marmelade bleibt ein unvergessliches Erlebnis. Auf Wunsch der Senioren lässt sich die Marmeladenzubereitung mit anderen Früchten wiederholen. Außerdem eignen sich selbstgemachte Marmeladen auch sehr gut als kleines Geschenk für Angehörige oder als Beitrag zu einem Basar.

Inhaltlich geht es in der Geschichte vor allem um die Liebe zu Bäumen. Ich betreue derzeit eine sehr naturverbundene Dame, die ebenso eine Affinität zu Bäumen aufweist und ihnen ihre Zuneigung schenkt. Probieren Sie es aus, denn es kann ein besonderes Erlebnis sein, den Baumstamm gemeinsam zu ertasten, zu umarmen und vor allem zu spüren.

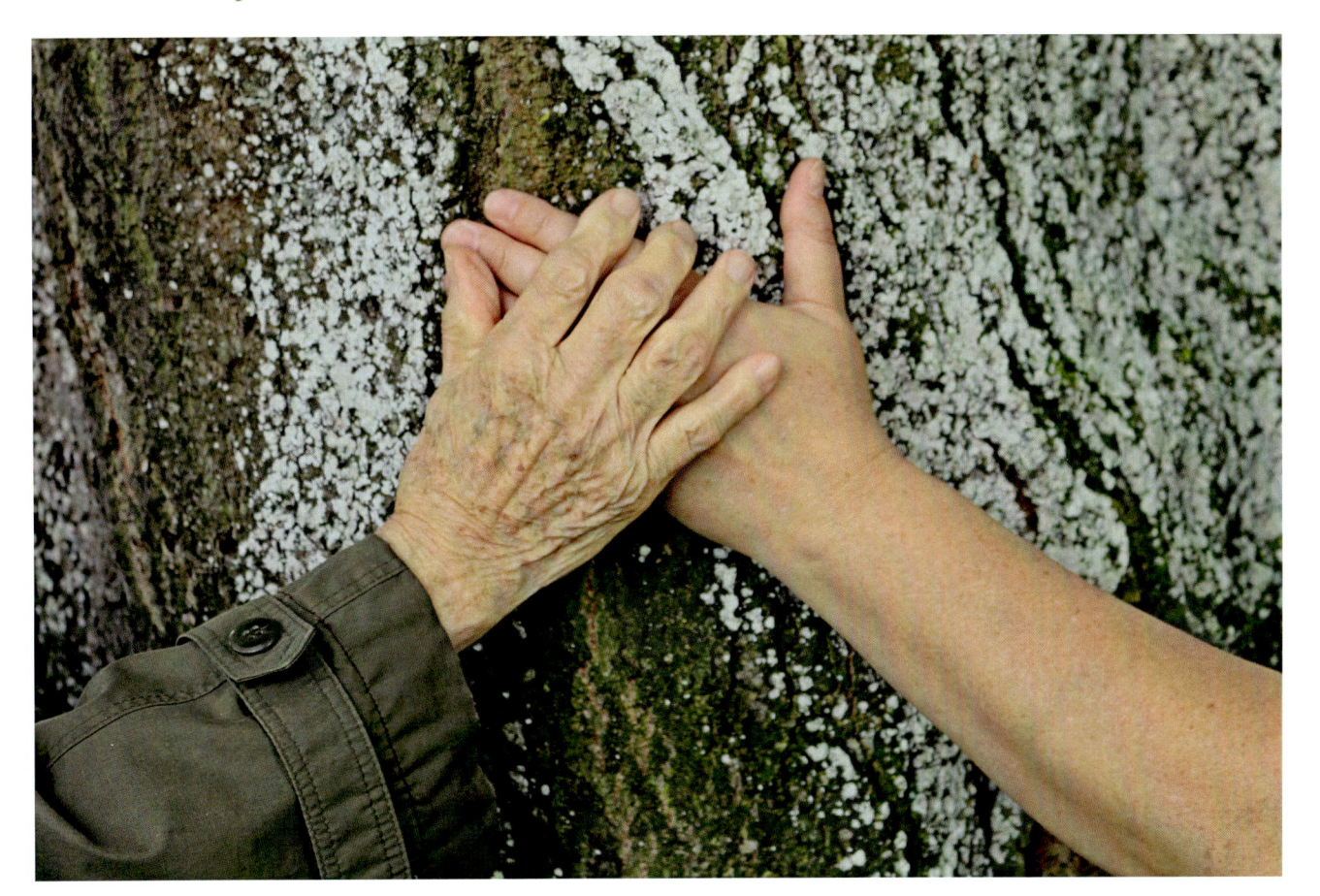

Der alte Eibischstrauch oder die Reise in die Vergangenheit

Der Eibisch besitzt für mich eine besondere Bedeutung und so möchte ich Ihnen eine wahre Geschichte dazu erzählen. Ich wuchs bei meiner Oma auf, die ein sehr geräumiges Haus bewohnte und – so wie es früher üblich war – auch einen Garten besaß. Hier gab es zum einen den Nutzgarten mit Gemüse und Kräutern aller Art sowie den Ziergarten. Dieser Ziergarten diente nur zur reinen Entspannung und die Sauerkirschen des riesigen Kirschbaumes lieferte nach dem Einkochen die delikateste Sauerkirschmarmelade. Noch heute muss ich leider feststellen – obschon ich selber Sauerkirschmarmelade einkoche – dass keine besser schmeckt, als die von meiner Oma. Ich weiß nicht, wie sie es machte, aber ihr Rezept war unübertroffen.

Zu meiner schönen Kindheitserinnerung zählt auch ein Gewächs, welches ich nicht unerwähnt lassen will: ein wunderschöner Gartenebisch, der aufgrund seines hohen Alters zu einem riesigen Strauch herangewachsen war. Er verdeckte eine kleine Scheune, die für alte Gerätschaften diente. Die vielen blauen Blüten, die sich von Ende Juli bis weit in den Herbst öffneten, machten diesen Platz im Garten zu einem kleinen Paradies.

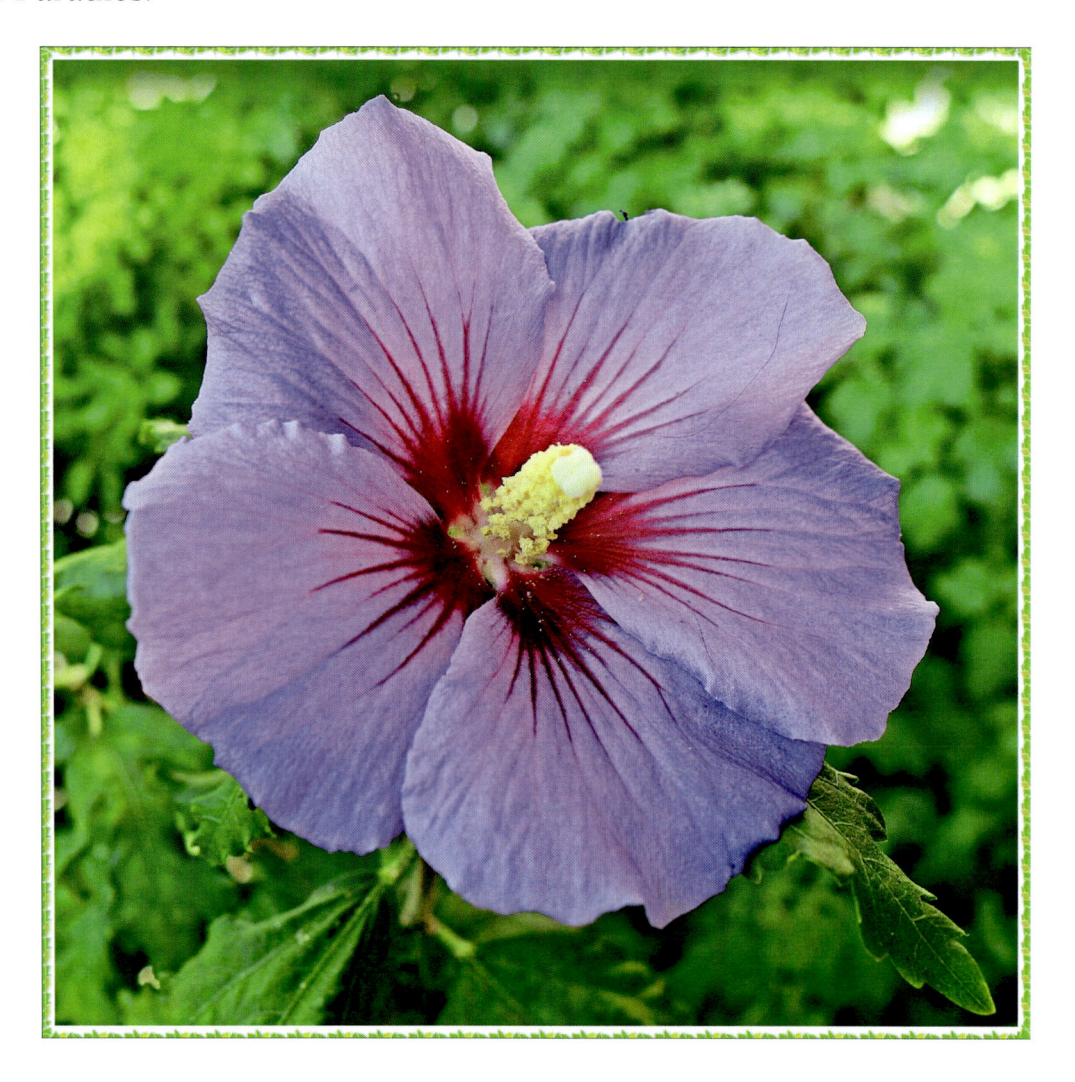

Im Sommer saßen meine Oma, meine Tante, mein Onkel und meine Cousine oft an diesem herrlichen Fleckchen Erde und sonntags trank die ganze Familie dort Kaffee. Das „gute Geschirr" kam auf den Tisch und Sie können sich wohl vorstellen, dass die Tischdecke mit viel Geschick von Oma handgearbeitet war.

Meine Cousine – 2 ½ Jahre älter als ich – war früher für mich wie eine große Schwester. Wir tobten nicht nur durch die intakte Natur und erzählten uns die ersten Geheimnisse, sondern wir fühlten uns wie „Blutsbrüder" – oder besser wie „Blutsschwestern". Dieser Begriff geht auf den Brauch von heranwachsenden Kindern zurück, wenn sie sich mit einem kleinen Pieks in den Finger stechen. Anschließend vermischen beide Kinder jeweils einen Tropfen des eigenen Bluts mit dem des anderen. Diese Zeremonie führten auch meine Cousine und ich mit großer Andacht und Ernsthaftigkeit aus. Auf diese Weise banden wir ein unsichtbares lebenslanges Band zwischen uns, das niemand trennen kann. Damit wir dieses Ritual nie vergessen, vergruben wir unter dem Eibischstrauch die Nadel, mit der wir uns den kleinen Schmerz zufügten und so unsere tiefe Freundschaft feierlich besiegelten.

Nachdem wir unbeschwerte Jahre in dem ländlichen Zuhause verbrachten, zog ich später weg und verlor meine Cousine aus den Augen. Gemeinsame Verwandte sind mittlerweile verstorben und es gab somit keinerlei Information über den Verbleib der anderen. Selbst meine Suche über das Internet blieb erfolglos.

Doch das sollte sich bald ändern! Ich kaufte kürzlich in einem Supermarkt einen kleinen Garteneibisch, um ihn auf meinem Balkon einzupflanzen. Als die blauen Blüten ihr Gesicht zu mir wandten, musste ich unweigerlich an meine Kindheitserinnerungen – und natürlich auch an meine Cousine – denken. Sofort reifte in mir die Idee, eine Reise in meine Vergangenheit zu unternehmen.

Schon wenige Tage später fuhr ich mit meinem Auto in den Ort, in dem ich aufwuchs. Als ich in unsere alte Straße einbog, war ich sehr überrascht. Alles sah fremd aus und durch die umfangreiche Bebauung konnte ich Altes aus meiner Erinnerung kaum wiedererkennen. Das Wohnhaus meiner Oma und der wunderschöne Garten existierten nicht mehr. Das Grundstück gehörte nun einer Firma und so fand ich Büros, Lagerräume und Parkplätze vor. Keine Wiesen, keinen Kirschbaum und keine Scheune. Traurig schritt ich über das lieblose Gelände, das nichts mehr mit dem Anwesen aus meinen Kindertagen zu tun hatte. Doch neben einer größeren Lagerhalle konnte ich versteckt hinter Wellblechen blaue Blüten entdecken. Ich lief eilig in diese Richtung und schon präsentierte sich vor mir ein riesengroßer Eibischstrauch – ein wahres botanisches Exemplar von mittlerweile vier Meter Höhe und zwei Meter Durchmesser. So einen imposanten Garteneibisch gibt es heutzutage nur selten zu sehen. Überglücklich setzte ich mich an seinen Stamm und verweilte eine lange Zeit. Dann fiel mir der Freundschaftsschwur zwischen meiner Cousine und mir ein. Ich grub an der Stelle, die ich meinte, noch zu kennen... Und ich fand tatsächlich eine alte, kleine Schachtel mit der Nadel und einem gefalteten Zettel. Darauf war – mittlerweile ein wenig vergilbt – die Adresse meiner Cousine aufgeschrieben. Sofort erkannte ich ihre Schrift und war überglücklich, dass meine Cousine mir auf diese Weise eine Nachricht zukommen ließ. Vor Rührung vergoss ich sogar ein paar Tränen! Voller Freude trat ich mit der Schachtel meinen Heimweg an, um schnellstens Kontakt mit meiner „Blutsschwester" aufzunehmen. Als ich am nächsten Tag meine Cousine anrief, stellten wir erfreut fest, dass sich trotz der langen Trennungszeit an unserer alten Vertrautheit nichts verändert hatte. Unser Ritual der „Blutsschwestern" von damals wirkte also bis heute: das unsichtbare, lebenslange Band konnte niemand durchtrennen.

Wir werden uns bald treffen und bestimmt von vergangenen Tagen beim Eibischstrauch erzählen.

Weiterführende Informationen:

Diese Geschichte handelt von einem prägnanten Ritual. Aber was sind eigentlich Rituale? Es sind wiederkehrende Handlungen mit hohem Symbolgehalt. Sie begleiten uns von frühester Kindheit und sogar bis in den Tod (Taufe, Familienfeierlichkeiten, Hochzeit, Begräbnis). Zu den zyklischen Ritualen gehören die Jahreskreisfeste wie beispielsweise Fasten, Erntedank oder Advent. Selbst alltägliche Interaktionen sind Rituale, wie etwa das Teetrinken (Teezeremonie).

In der Demenzbetreuung sind Rituale von elementarer Bedeutung. Sie können Sicherheit und Geborgenheit vermitteln. Deshalb ist es überaus wichtig, vor allem auch vertraute Gewohnheiten beizubehalten. Anhand der Biografie oder in Gesprächen mit Familienangehörigen lassen sie sich herausfinden.

Auch für Angehörige ist es empfehlenswert, vertraute Alltäglichkeiten ihrer Lieben zu pflegen. Das kann der Blumenstrauß zum Wochenende, die weiße Tischdecke am Sonntag oder eine Lieblingssendung sein.

Aktivierung / Beschäftigung: Biografie- und Ritualarbeit

Wie beschrieben können Rituale Orientierung und Halt bieten. Deshalb gestalten Sie die Betreuungen mit entsprechenden Ritualen und wenden Sie diese jedes Mal an.

Jede Betreuungsstunde könnte mit einer gleichlautenden Begrüßung und einem Lied beginnen. Jede Betreuungseinheit könnte immer mit derselben Verabschiedung und durch eine Geste (Klatschen) enden. Das Mittagessen könnte mit einer Glocke / einem Gong angekündigt werden. Überlegen Sie sich für Ihre Gruppe / Ihre zu betreuenden Senioren passende Rituale. Morgendliche Zeitungsrunde um dieselbe Uhrzeit; die sonntägige Kaffeerunde mit „dem guten Geschirr"; freitägige Lotto-, Bingo- oder Kegelrunde; kleine Gute-Nacht-Geschichte am Abend; Besuch des Gottesdienstes; Lieblingsbluse zum Feiertag; handgearbeitete Serviette am selben Platz; Besuch beim Friseur zum Wochenende. Beliebte saisonale Rituale sind Ostereier bemalen, Plätzchenbacken im Advent, Erntedank-Deko basteln. Es gibt viele Möglichkeiten, Senioren durch alltägliche Rituale Sicherheiten zu bieten. Es geht darum, durch Gesten oder Handlungen eine Wiedererkennung zu schaffen.

Tipp:

In der Geschichte spielt eine kleine Schachtel eine besondere Rolle. Fast jeder Bewohner besitzt ebenfalls solch eine „persönliche Schatzkiste". Es handelt sich um Unikate von höchster individueller Bedeutung. Fragen Sie nach den Koffern, Kisten, Truhen, Schachteln oder Dosen der Bewohner – was auch immer die persönliche Schatzkiste sein mag. Tauchen Sie ein – mit vorheriger Erlaubnis – in die „biografischen Heiligtümer" und schauen Sie gemeinsam mit den Demenzkranken alte Fotos, Münzen, Ansichtskarten, Schmuckstücke oder Ähnliches an. Achten Sie bitte sensibel die Privatsphäre und mögliche traurige Hintergründe, die sich offenbaren können. Deshalb ist bei dieser Art von Biografiearbeit allerhöchste Empathie absolute Voraussetzung!

Eine „neue Schatzkiste" ins Leben zu rufen bietet eine wundervolle Möglichkeit, die Demenzkranken verstärkt in positive gegenwärtige Gefühle zu führen. Besorgen Sie mit den Bewohnern eine solche Kiste und bestücken Sie sie sukzessive mit persönlichen Inhalten (Briefmarken, Eintrittskarten oder Programme von gemeinsamen Veranstaltungen, gesammelte Steine, getrocknete Blumen, Stofftierchen usw.). Diese Utensilien können eine vertiefte Bindung zwischen Betreuer und Betreutem schaffen, eine Verankerung in die „jüngere Vergangenheit" unterstützen und einen positiven Bezug zu gemeinsam Erlebtem schaffen.

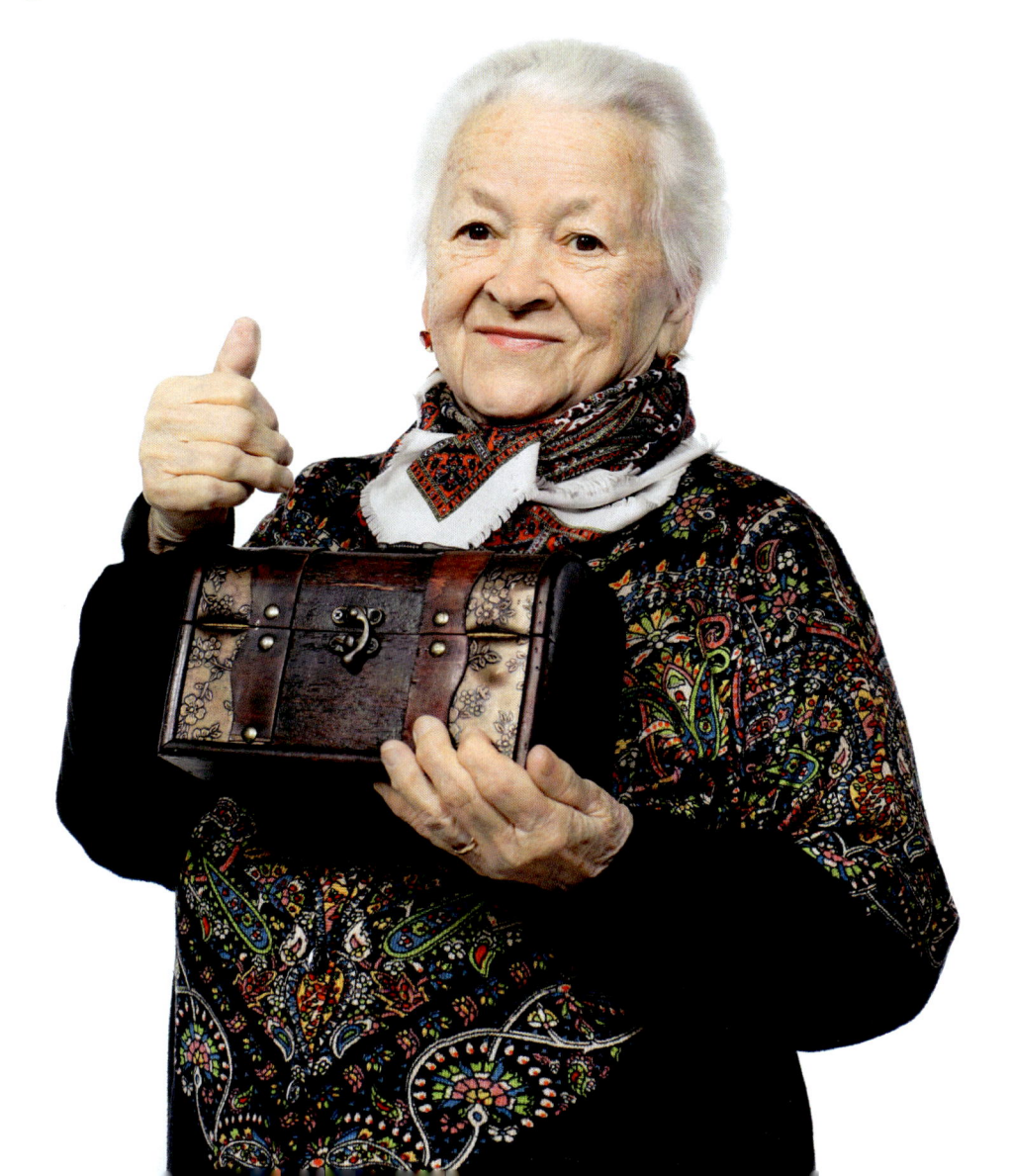

Meine Puppe Katinka

Nun erzähle ich Ihnen eine Geschichte, die sich tatsächlich so zugetragen hat. Um es zu verstehen, muss ich die Uhr ein wenig zurückdrehen und in meine Kindheit blicken.

Es war bei uns zuhause üblich, dass in der Adventszeit ein Gedicht auswendig gelernt wurde, um es dann feierlich am Heiligen Abend vor der Bescherung vorzutragen. Das Gedicht hat den Titel „Weihnachten" und der Dichter hieß Joseph von Eichendorff. Jeden Abend lernte ich zwei neue Zeilen, bis ich Strophe um Strophe beherrschte.

Markt und Straßen steh'n verlassen,
Still erleuchtet jedes Haus,
Sinnend geh' ich durch die Gassen,
Alles sieht so festlich aus.

An den Fenstern haben Frauen
Buntes Spielzeug fromm geschmückt,
Tausend Kindlein steh'n und schauen,
Sind so wunderstill beglückt.

Und ich wand're aus den Mauern
Bis hinaus in's freie Feld,
Hehres Glänzen, heil'ges Schauern!
Wie so weit und still die Welt!

Sterne hoch die Kreise schlingen,
Aus des Schneees Einsamkeit
Steigt's wie wunderbares Singen –
O du gnadenreiche Zeit!

Das Gedicht ging mir beim Üben flüssig über die Lippen. Als ich jedoch vor dem geschmückten Weihnachtbaum stand und mich das riesige Paket unter dem Baum ablenkte, brachte ich am Anfang vor lauter Aufregung keinen Ton heraus. Am liebsten wäre ich im Erdboden versunken oder weinend hinausgelaufen. Meine Oma jedoch flüsterte mir – wie eine Souffleuse im Theater – die ersten Worte zu, so dass ich dann ohne weitere Pannen das Gedicht aufsagen konnte. Alle Anwesenden – es waren meine Eltern, mein Bruder, meine Oma und meine Tante – klatschten nach meiner Darbietung. Ich verlor langsam das Lampenfieber und lenkte meine Aufmerksamkeit wieder auf das Paket unter den Tannenzweigen. Diese waren nicht nur mit Lametta geschmückt, sondern jeder einzelne Zweig war zusätzlich mit Watte überzogen. Den Weihnachtsbaum auf diese Weise zu schmücken war eine sehr zeitaufwendige Arbeit und wir Kinder durften bei der Zeremonie des Baumschmückens mithelfen *(siehe Foto)*. Silberne Kugeln blitzten im Kerzenschein und die Stimmung war äußerst feierlich. Dafür sorgte auch die klassische Weihnachtsmusik, die auf dem Plattenspieler lief. Stille Nacht, heilige Nacht …

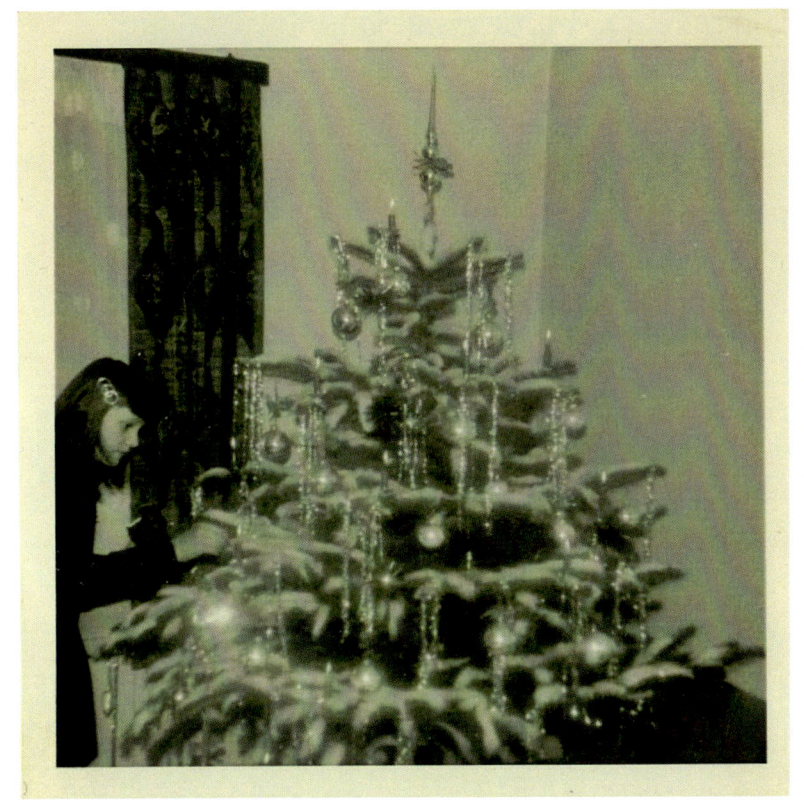

Endlich kam die Zeit der Bescherung und mir wurde das Geschenk überreicht. Ich konnte es kaum halten, so schwer und groß war es. Schnell packte ich das Paket aus, das mit rotem, glänzendem Papier liebevoll eingewickelt war. Zum Vorschein kam eine große, wunderschöne Puppe. Ich war – wie beim Aufsagen des Gedichtes – zunächst mal wieder sprachlos. Denn zu dieser Zeit war es eine Besonderheit, so ein wertvolles und teures Geschenk zu erhalten. Das Geld saß im Allgemeinen nicht so locker und wir wurden als Kinder nicht so sehr verwöhnt, wie es heute oft der Fall ist. Wenn ich sehe, dass die Kinder heutzutage Computer, Handys und allerlei technische Errungenschaften erhalten, die ziemlich teuer sind, dann wundere ich mich manchmal und frage mich, ob ein Erstklässler dies wirklich braucht. Aber vielleicht werde ich mit meinen Ansichten langsam altmodisch? Während meiner eigenen Kinderzeit freuten wir uns schon über Kleinigkeiten und hätten solche konsumorientierten Wunschlisten, wie ich sie heutzutage schon gelesen habe, nicht gewagt zu schreiben.

Nun zurück zu meiner Puppe, die ich als Kind zu Weihnachten bekam. Überglücklich vor Freude kamen mir damals fast die Tränen. Es handelte sich um eine echte Schildkrötpuppe von ca. 70 cm Größe. Sie trug ein rotes Kleid, das blau abgesetzt war. Ähnlich wie bei der Kosaken-Tracht. Ganz neu war, dass diese Puppe, wenn man sie hinlegte, ihre Augenlider schließen konnte. Nicht nur die Schlafaugen mit den langen Wimpern waren der Hit, sondern auch der eingebaute Ton. Hielt ich die Puppe nämlich waagerecht, sprach sie mich mit eigener Stimme an und sagte das Wort „Mama!" Echte

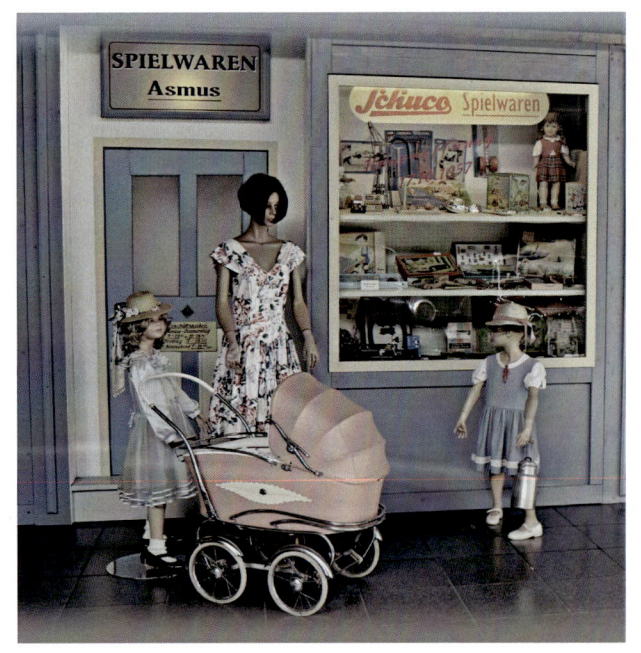

Haare besaß mein Liebling nicht, das gab es erst später. Stattdessen war die Haarpracht als Locken angedeutet, was ihrem aparten Aussehen keinen Abbruch tat. Ihre blauen Glasaugen strahlten mich an und erinnerten an funkelnde Sterne. Sofort schloss ich die Puppe in mein Herz und gab ihr den Namen Katinka. Ich verbrachte viele Stunden beim Spielen mit ihr und schenkte ihr all meine Liebe als Puppenmama.

Über die Jahre sammelte sich einiges Spielzeug an und ich besaß neben der beschriebenen Puppe noch einen Puppenwagen, einen Teddy und mehrere Steiff-Tiere. Die fünf tierischen Freunde waren ein Eichhörnchen, die Katze Kitti, ein Reh, eine Schildkröte und ein Pferd. Auch mein erstes „Heidibuch" von Johanna Spyry und das „Doppelte Lottchen" von Erich Kästner waren meine lang gehüteten Schätze. Diese für mich vertrauten und unersetzlichen Dinge begleiteten mich nicht nur in meiner Kindheit, sondern bis vor einigen Monaten.

Denn nachdem sich im Keller und in den Schränken so viel angesammelt hatte und kaum mehr Platz vorhanden war, musste ich mich wohl oder übel von manch lieb gewonnenen Kindheitserinnerungen trennen. Da ließ es sich nicht mehr verhindern, eine praktische Lösung zu finden. Wie heißt es so schön: „Entrümpeln für die Seele!" Das soll ja befreien und wie eine Verjüngung wirken. Nun, schweren Herzens verabschiedete ich mich von Katinka, meinem Steiff-Teddy und dem anderen Spielzeug. Erst wollte ich es in Ebay bei einer Auktion versteigern. Heute zahlen Sammler schon hohe Preise für altes Spielzeug. Nachdem ich aber in mich ging, kam ich zu dem Entschluss, dass Katinka ein gutes und herzliches Zuhause braucht. So gab ich die Sachen bei einer großen karitativen Einrichtung ab. Diese veranstaltete einen Flohmarkt und verkaufte die eingegangenen Sachspenden, so dass der Erlös wieder in soziale Projekte floss. Die Idee erschien mir sehr nobel und so wurde der Schmerz über den Verlust meiner Spielsachen doch sehr gemildert.

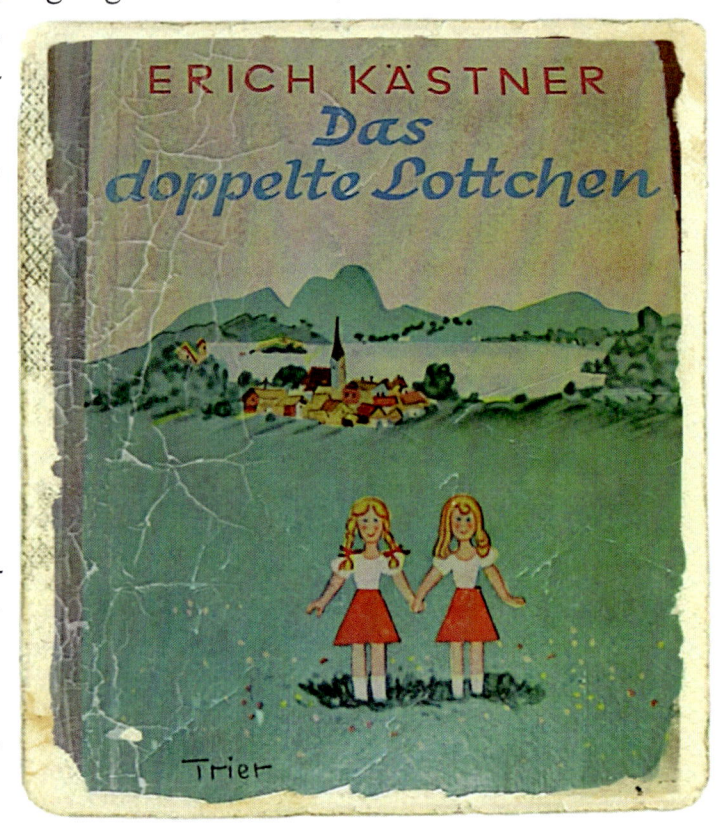

Kapitel 9 – Meine Puppe Katinka

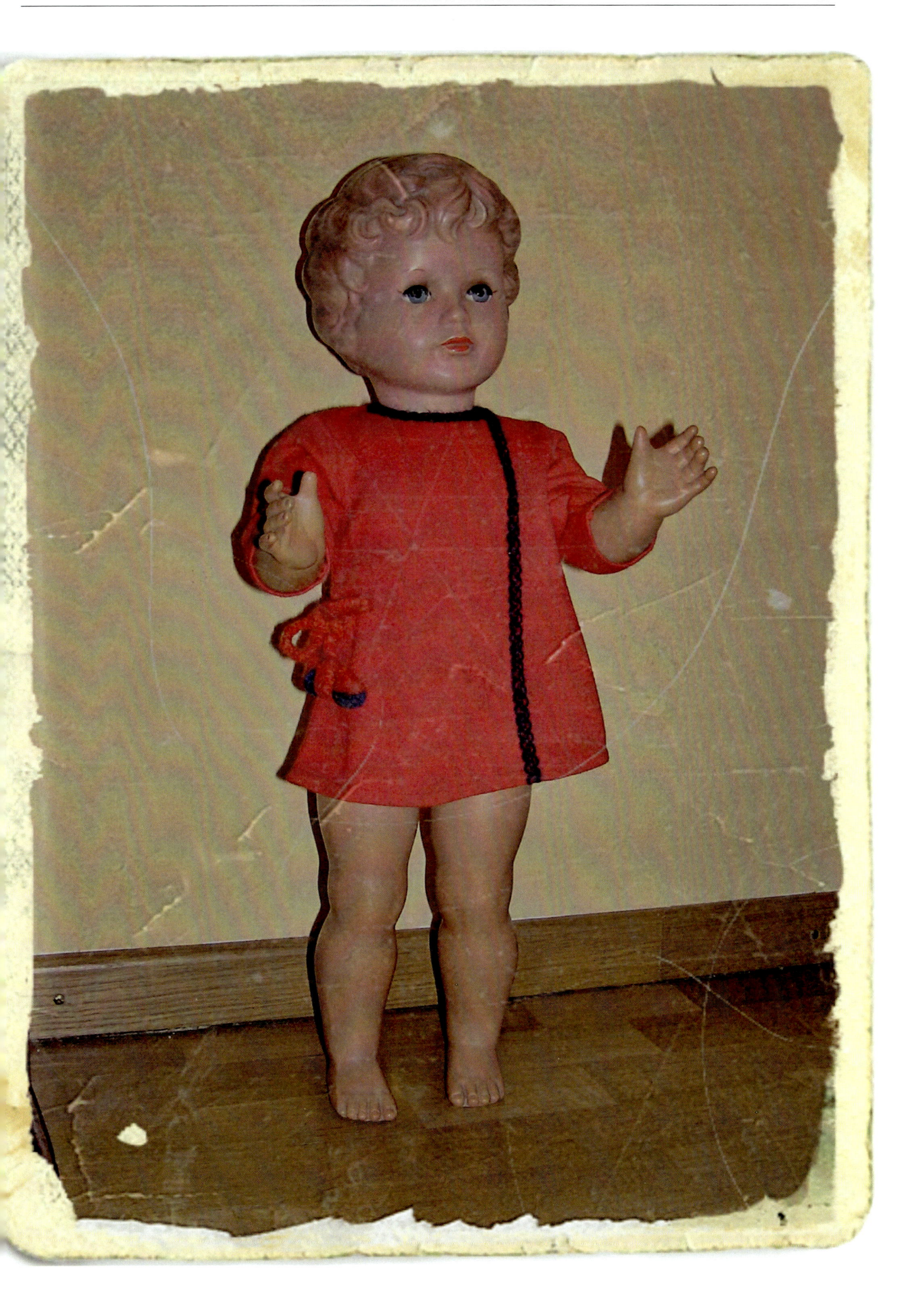

Vor einigen Wochen erhielt ich einen neuen Auftrag in der Seniorenbetreuung. Es ist nämlich so, dass ich in diesem Bereich arbeite und nur gelegentlich Kurzgeschichten schreibe. Als ich die sehr nette Dame das erste Mal in der Senioreneinrichtung besuchte und wir in ihrem Zimmer saßen, traute ich meinen Augen nicht. Katinka thronte mit ihrem Kosakenkleidchen auf dem Bett und strahlte mich mit ihren blauen Augen an. Mir kamen vor Rührung die Tränen und als die Seniorin besorgt fragte, was denn passiert sei, erzählte ich ihr meine Geschichte von Katinka und den anderen Gefährten, die mich fast fünfzig Jahre umgaben. So kann ich nun bei jedem Treffen mit der alten Dame auch meine geliebte Katinka wieder sehen.

Weiterführende Informationen:

Als ältester noch aktiver Puppenhersteller ist „Schildkröt" bekannt und produzierte 1896 die erste Puppe aus Celluloid. Bis heute gibt es die berühmten Puppen mit der unverkennbaren Raute als Warenzeichen.

1880 wird das erste Tier, ein Elefant aus Filz, in Giengen bei Ulm hergestellt. Was ursprünglich von Margarete Steiff (1847 - 1909) als Nadelkissen gedacht und gefertigt wurde, war damals bei den Kindern so beliebt, dass sich daraus die Produktion von Stofftieren ergab. Es folgte der berühmte „Teddy", welcher seinen Siegeszug bis nach Amerika nahm.

Der Klassiker unter den Brettspielen ist ohne Zweifel „Mensch ärgere Dich nicht" und geht zurück auf ein altes indisches Spiel mit dem Namen „Pachisi". Es fand in Sri Lanka, Malaysia, Burma, im Iran und arabischen Ländern Verbreitung und erfreute sich an orientalischen Höfen großer Beliebtheit. Die Mauren brachten über Spanien dieses Spiel nach Europa. So wie es sich heute darstellt, erfand Josef Friedrich Schmidt Ende 1907 in München-Giesing das Spiel. Er ließ sich dabei von dem englischen Spiel „Ludo" inspirieren. Sein erstes Spiel erschien 1910. Die Serienproduktion begann erst im Jahr 1914. Bis heute zählt „Mensch ärgere Dich nicht" zu den populärsten Spielen in Deutschland.

Einen weiteren Meilenstein bei den Spielzeugen stellen die Modelleisenbahnen von Märklin dar. Auch dieses Unternehmen blickt auf eine lange, 150-jährige Tradition zurück. Märklin begann seine Spielzeugproduktion ursprünglich mit Puppenküchen. Die Gattin des Gründers Theodor Friedrich Wilhelm Märklin bereiste schon 1859 Süddeutschland und die Schweiz, um die Produkte zu vertreiben. Sie galt damals in Deutschland als erste weibliche Handelsreisende. Nach dem Tod ihres Mannes übernahmen die Söhne das Unternehmen, welches dann Modelle von Schiffen, Karussells und später Eisenbahnen baute.

Hier eine kleine Auflistung von alten Spielen, die nicht als Angebot, sondern lediglich als Biografiearbeit dienen sollen:

Schubkarren-Rennen

Ein Kind krabbelte auf den Händen, das zweite nahm die Fußgelenke und schob nun das Kind wie eine Schubkarre vor sich her.

Dosen laufen

Aus alten Blechdosen und Bändern wurden „Stelzen" gefertigt.

Völkerball

Man durfte von der gegnerischen Mannschaft nicht mit dem Ball getroffen werden. Ziel war es, mit den Treffern die gegnerischen Spieler auszuschalten.

Verstecken

Einer hielt die Augen zu, die anderen verstecken sich.

Räuber und Gendarm

Ganovenjagd mit Zündblättchen-Pistole.

Indianer

Pfeil und Bogen wurde aus Schnur und biegsamen Ästen selber gefertigt.

Folgende Beschäftigungen hingegen können Sie zum Wohle der Ihnen anvertrauten Senioren zielgerichtet anwenden:

Puppen

Besonders bei fortgeschrittener Demenz bewährte sich der Einsatz von Puppen. Der Wunsch, etwas zu umsorgen, zu hegen und zu pflegen bleibt mitunter zeitlebens bestehen. Eine Puppe (vor allem die babyähnlich aussieht) kann selbst bei kinderlosen Senioren mütterliche Gefühle auslösen und stimuliert auf diese Weise die Wahrnehmung und die Kontaktbereitschaft. Die Puppe animiert insbesondere die weiblichen Demenzkranken zum Anschauen, Anfassen, Reden, in den Arm nehmen, sanft hin- und herwiegen, liebkosen usw. Mehrere Studien belegen die positiven Resultate, die durch den Einsatz von Puppen bei den Demenzkranken erzielt wurden.

Handpuppen

werden ebenfalls therapeutisch eingesetzt und erleichtern den emotionalen Zugang zum Erkrankten. Die Handpuppe kann positive Reaktionen auf der Gefühlsebene auslösen und erhöht die Aufmerksamkeit der Patienten.

Oblaten / Glanzbilder tauschen und betrachten

Verschiedene Motive (gibt es heutzutage wieder im Handel zu kaufen)

Murmel kullern

Es wird versucht, die Murmeln in eine kleine ausgegrabene Kuhle und aus ca. zwei Meter Entfernung mit dem Finger in das Loch hinein zu schussern. Der Mitspieler, der die meisten Murmeln in der Kuhle versenkt hat, darf die Murmeln vom Gegenspieler behalten.

Seifenblasen

Aus Spülmittel und Wasser eine Lauge selber herstellen und mit einem Strohhalm Blasen in die Luft pusten.

Tipp:

Diese schöne Murmel aus meiner Kindheit liegt in einer Wiese mit kleinen Tautropfen. Wie wäre es, eine morgendliche Tauwanderung zu unternehmen? Dieses unkonventionelle Beschäftigungsangebot ist vor allem für die private oder Einzelbetreuung gedacht. Mir ist bewusst, dass Sie in einer Einrichtung (wie einem Altenheim) nur mit viel Aufwand durchführbar ist. Aber auch dort liegt es an Ihnen, mal die „gewohnten Wege" zu verlassen. Ähnlich wie beim sogenannten „Nacht-Cafe" wird der Umstand berücksichtigt, dass bei vielen Demenzpatienten der Tag- und Nachtrhythmus gestört ist! Die Sinne werden durch das Barfußlaufen im Gras angeregt und das anschließende Frühstück schmeckt dann besonders gut…

Aktivierung / Beschäftigung:
Biografie / Spiele / Gedächtnistraining

Welche Spiele kennen Sie?

Welches war Ihr Lieblingsspiel?

Mit wem und wo haben Sie überwiegend gespielt?

Folgende Spiele können Sie ohne Material und Vorbereitung sofort anbieten. Sie ähneln dem Ratespiel „Stadt Land Fluss" und sind aus meiner Erfahrung bei den Senioren sehr beliebt! Vor allem lassen sie sich variabel gestalten und nach Wunsch ausbauen.

Buchstabenspiele

Im Prinzip reicht es, wenn Sie den Buchstaben nennen oder ihn gut leserlich auf ein Blatt Papier schreiben. Alternativ kann der Buchstabe aus mehreren gezogen werden. Die Aufgabe der Teilnehmer ist es nun, Begriffe zu dem betreffenden Buchstaben zu finden: Diese lassen sich auf Wunsch in weitere Segmente unterteilen, so dass unzählige Möglichkeiten zum Raten entstehen.

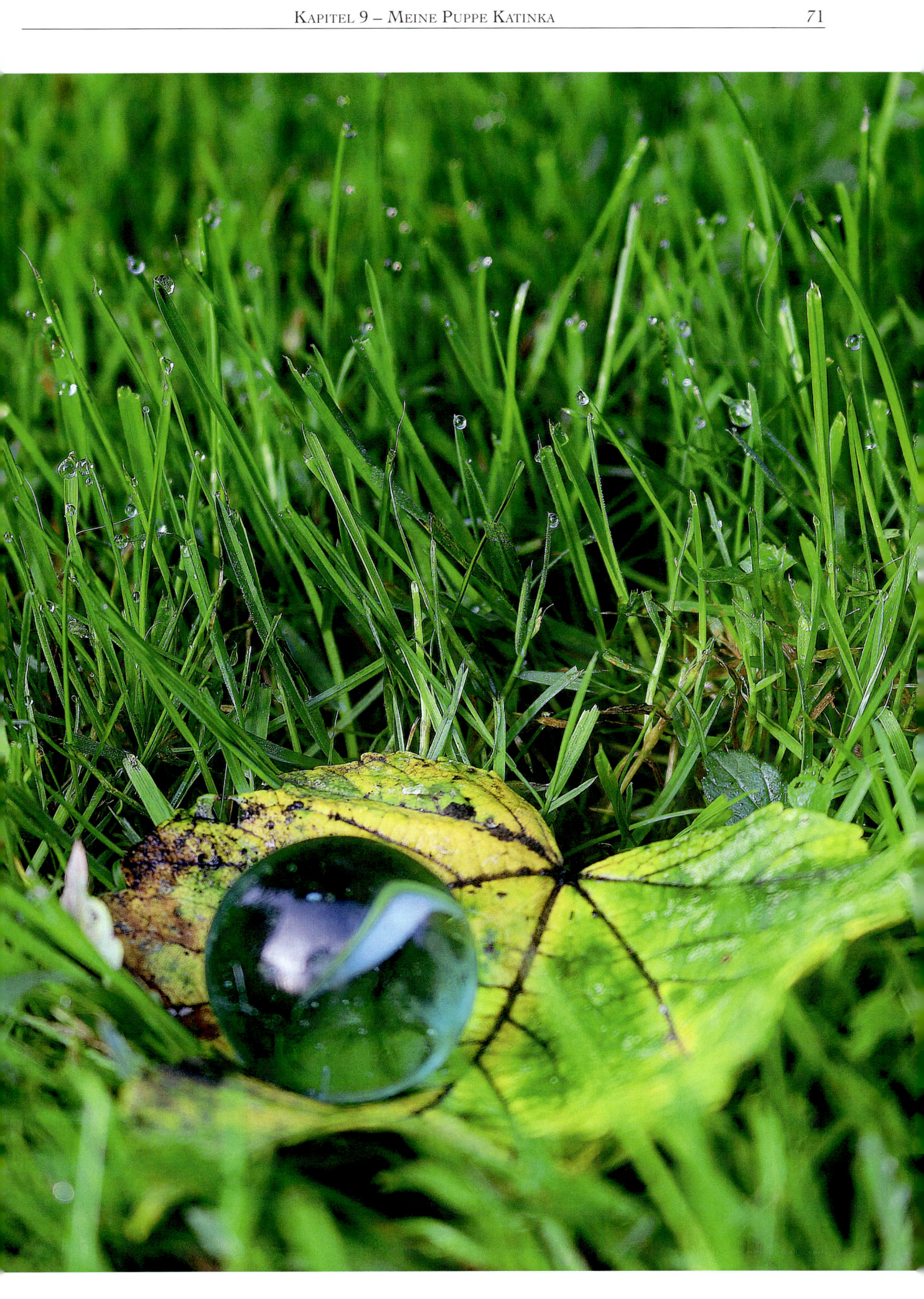

Namen

Angelika, Anna, Agnes, Agathe, Adelheid, Anneliese, August, Alexander, Albert / Brunhilde, Bärbel, Berta, Beate, Bernd, Benedikt, Balduin, Bastian

Städte

Aachen, Aalen, Augsburg, Aschaffenburg, Amsterdam / Berlin, Breslau, Bayreuth, Bochum, Bielefeld, Bonn, Braunschweig

Tiere

Ameise, Ameisenbär, Adler, Auerhahn, Aal / Biber, Bär, Biene, Bussard, Blaumeise, Buntspecht

Obst / Gemüse

Ananas, Apfel, Apfelsine, Aprikose, Aubergine, Artischocke / Banane, Birne, Beeren, Blumenkohl, Brokkoli

Pflanzen

Aster, Alpenveilchen, Anemone, Ahorn, Akazie / Bellies, Birke, Buchsbaum, Birnbaum, Baldrian, Basilikum

Hobbies

Angeln, Aquarium, Aquarellmalerei, Astronomie, Astrologie, Aerobic, Antiquitäten / Bücher, Backen, Bergwandern, Bogenschießen, Ballett

Berufe

Apotheker, Arzt, Altenpfleger, Architekt, Artist, Astronaut / Bäcker, Bauer, Briefträger, Biologe, Beamter, Bierbrauer, Betriebswirt

Das Spiel lässt sich immer weiter fortführen, indem beispielsweise bei der Namensaufzählung nach berühmten Persönlichkeiten *(August der Starke, Alexander der Große, Albert Einstein, Agatha Christie, Anneliese Rothenberger usw.)* und bei den Städten nach dem jeweiligen Bundesland gefragt wird *(Augsburg = Bayern)*.

Welchen Beruf übten Sie aus? Hier lässt sich das Ratespiel in „Was bin ich" wandeln. Die Teilnehmer raten dann nach einer typischen, vorgeführten Handbewegung den Beruf des Vorführers.

Also ein unerschöpflicher Fundus, um mit wenig Zeitaufwand eine interessante Beschäftigungsstunde durchzuführen.

Tipp:

Ergänzen Sie das Repertoire kontinuierlich, indem Sie nach jeder Beschäftigungsrunde einige Begriffe in ein Heft, auf Kärtchen oder auf Zettel schreiben. Bewahren Sie diese für nächste Einsätze auf!

Der feuerspeiende Drache

Dies ist kein Märchen, wie der Titel vielleicht vermuten lässt, sondern eine Geschichte aus dem echten Leben. Sie spielt im tiefsten Wald. In dieser Gegend treffen der Bayerische, der Pfälzer und der Böhmerwald aufeinander. Für Naturliebhaber und Wanderer ist dies eine herrliche Gegend. Auch Skifahrer, vor allem Langläufer, halten sich hier gerne auf. Für Urlauber gibt es in dieser interessanten Region neben Glasbläsereien und hübschen Städten einen Baumwipfelpfad, ein Keltendorf und viele andere touristische Attraktionen zu entdecken.

Ich persönlich liebe den Naturpark „Bayerischer Wald" wegen der einzigartigen Pflanzen- und Tierwelt. In der dünn besiedelten Landschaft findet sich noch eine Artenvielfalt, die es im übrigen Bundesgebiet selten gibt. Somit nimmt dieser Naturpark sogar eine Sonderstellung unter den vergleichbaren Parks in Deutschland ein und gilt gewiss als einzigartig. Im Nationalpark bietet sich für Besucher die Möglichkeit, im 250 Hektar großen Freigehege Luchse, Bären, Waschbären, Elche und Wölfe zu bestaunen.

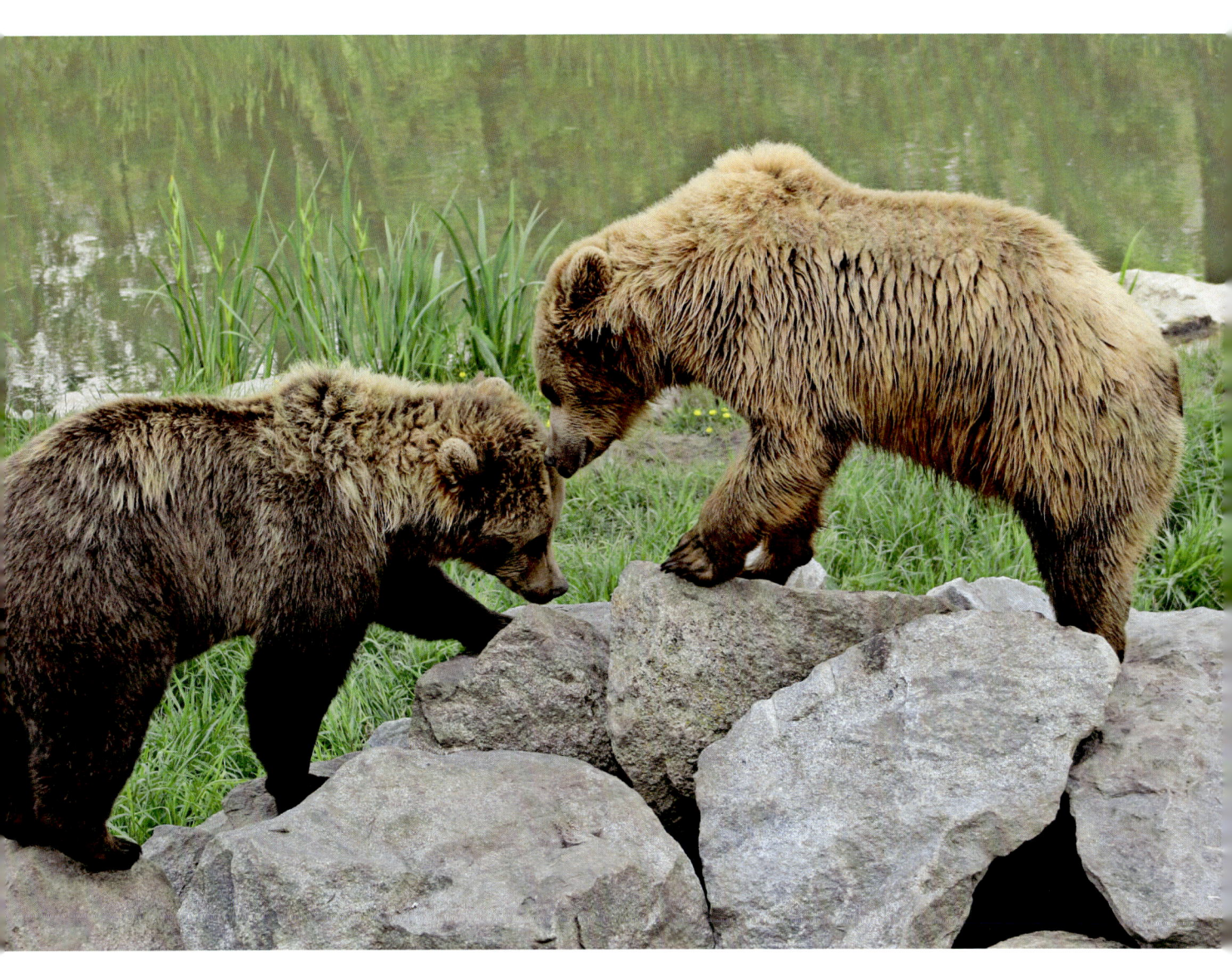

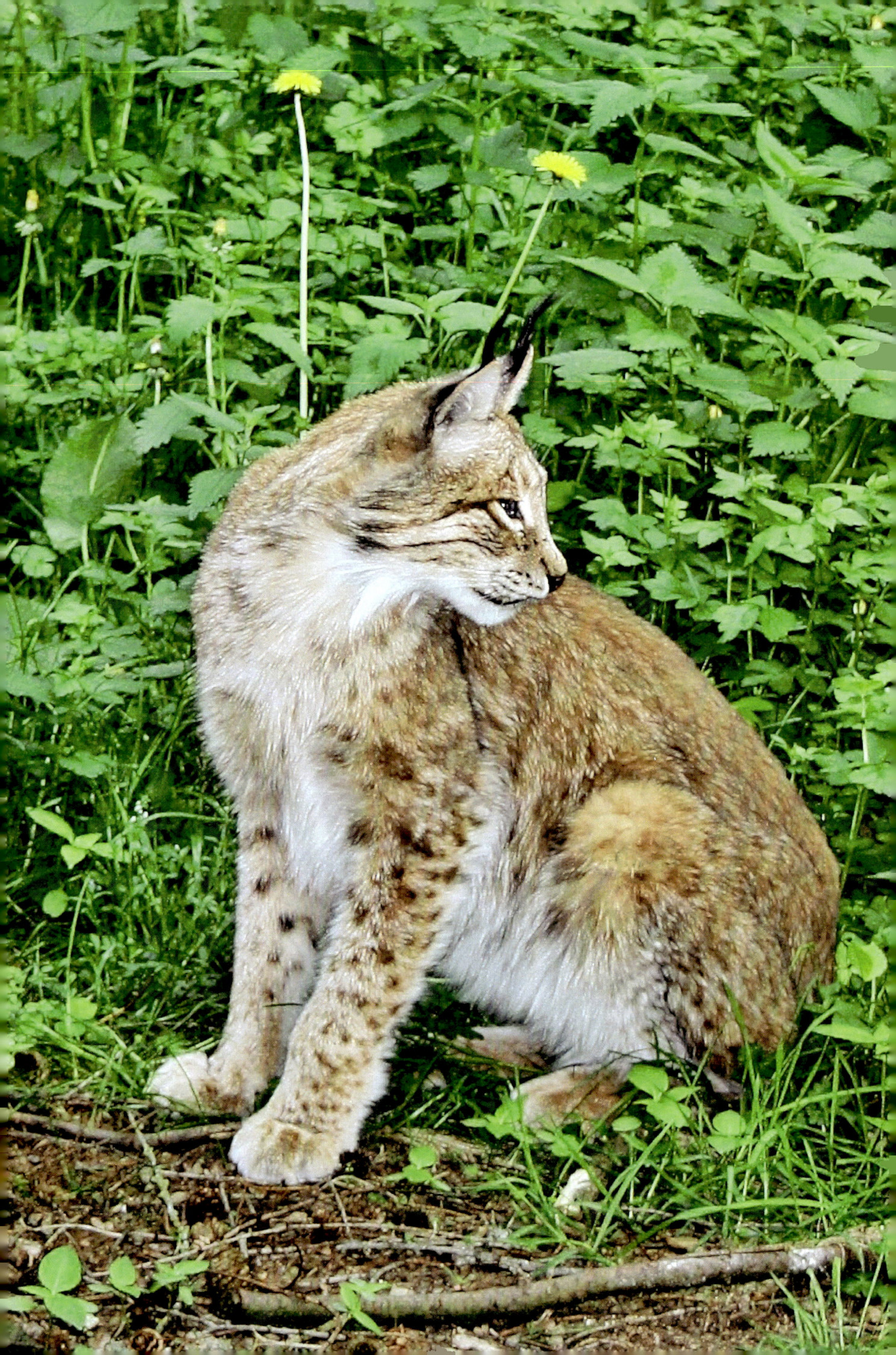

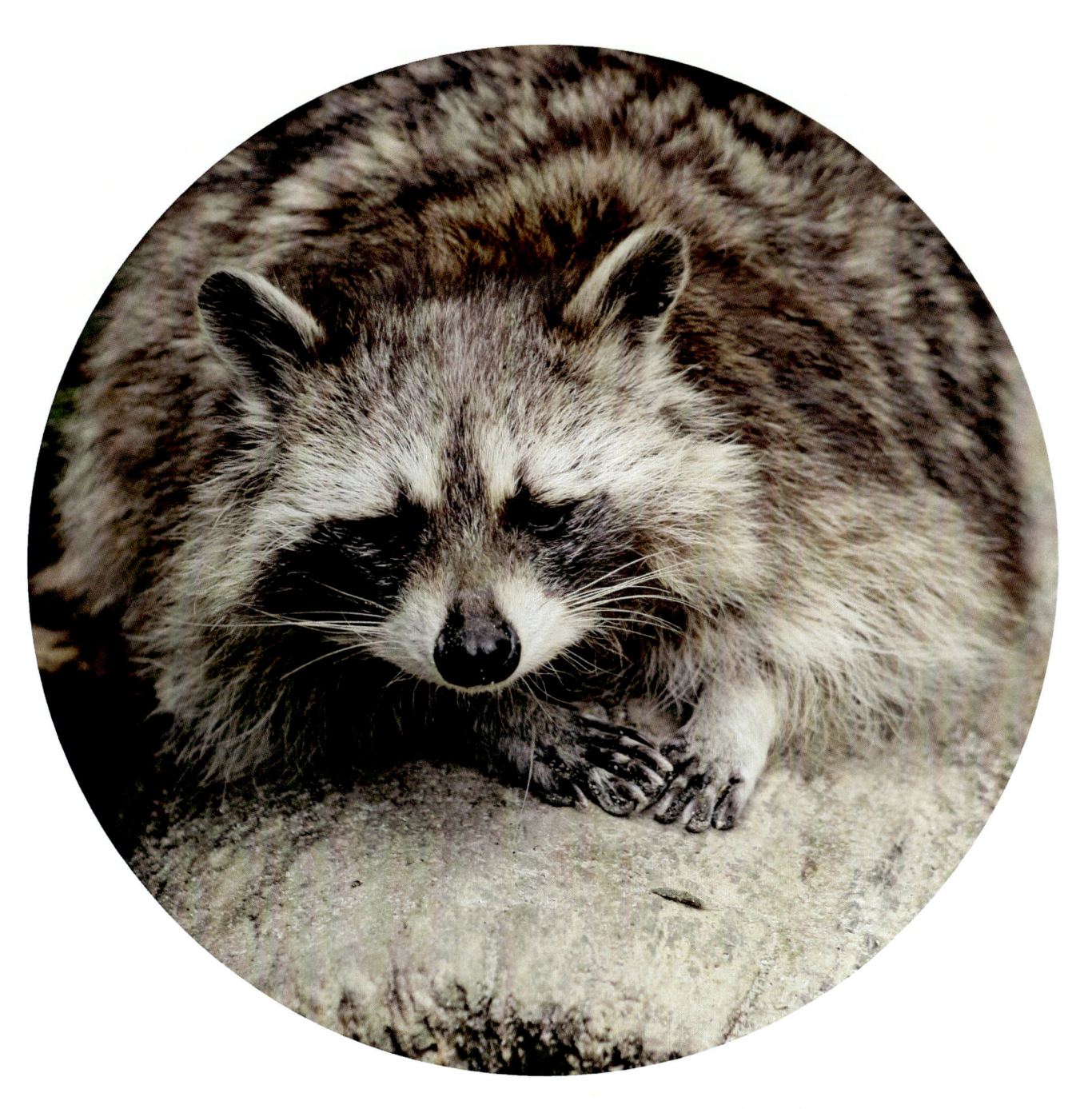

Eine fast schon magische Faszination üben die Wölfe auf mich aus. Wenn sie mich mit ihren bernsteinfarbenen Augen ansehen, kann ich nicht verstehen, dass Menschen sie so lange verfolgten, bis sie schließlich ausgerottet waren. Schon die Bibel beschreibt den Wolf als reißenden Räuber, während die Indianer ihn verehren. Einer Sage nach stillte eine Wölfin „Romulus" und „Remus", die später die Stadt Rom gegründet haben sollen. Die meisten Märchen handeln vom „bösen Wolf". Ich bin mir sicher, dass damit nicht das Wesen des Wolfes gemeint war, sondern dass es sich eher um eine Aufforderung handelt, dass wir Menschen einen Blick auf unsere eigenen Schattenseiten wagen sollen.

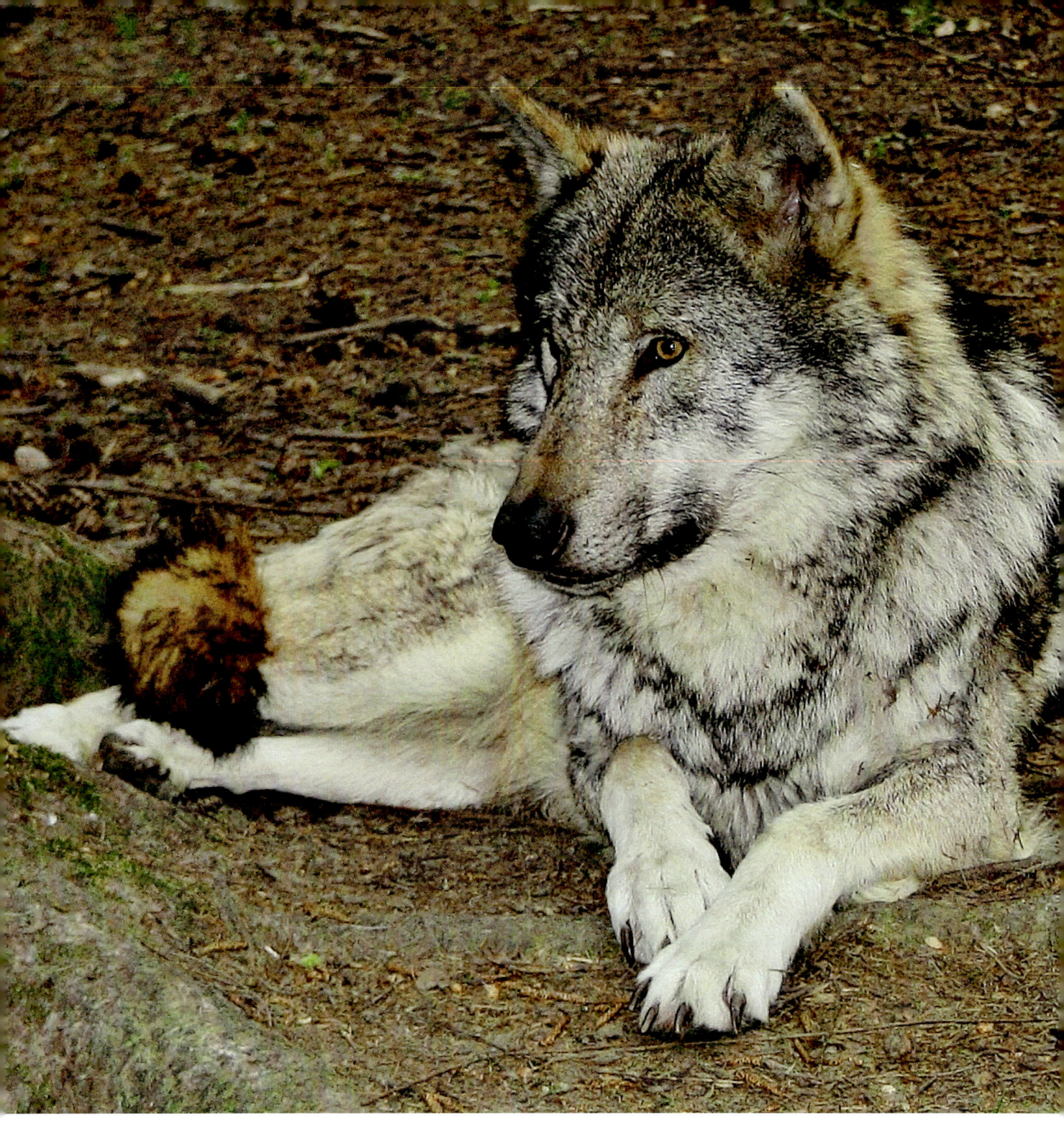

Ein weiteres Fabelwesen, das Angst und Schrecken einflößt, ist der Drachen. Auch er kommt in vielen Märchen und Sagen vor. Selbst in der Oper kämpft Siegfried gegen ihn. Viele Bücher widmen sich dem Drachen und spannende Filme entstanden um das Ur-Getier.

Ganz besonders schlimm treibt der Drache sein Unwesen im Pfälzer Wald. Seit nunmehr 500 Jahren wird er dort gesichtet. Sein Bekanntheitsgrad reicht weit über die Grenzen hinaus und seine Größe ist unbeschreiblich. Jeden Sommer kommt er nach Furth im Wald. Dort speit er alljährlich im August Feuer aus seinem riesigen Maul. Viele bekämpften ihn, doch immer wieder lebt die Tradition fort und er erhebt sich aus seiner dunklen Höhle. Mutige Männer stellen sich ihm entgegen und die ganze Stadt ist dann in Aufruhr.

Wie kann so etwas sein? Kaum ein Mensch glaubt noch an Drachen. Oder? Ich selbst sah den Drachen mit meinen eigenen Augen und mir wurde Angst und Bange. So ein Untier war mir zuvor noch nie begegnet und bei seinem Anblick fuhr es mir durch Mark und Bein. Der Drache war mehr als fünfzehn Meter lang, fast vier Meter breit und knapp fünf Meter hoch. Wenn er seine Flügel ausbreitet, misst die Spannweite zwölf Meter. Stellen Sie sich solch ein lebendes Tier vor! Wer hat so etwas zuvor schon mal gesehen? Dieses Höllentier wiegt zudem elf Tonnen. Wer soll sich dem widersetzen? Kein Wunder, dass Furth im Wald auch die Drachenstadt genannt wird und tausende Schaulustige aus der ganzen Welt anzieht. Sie alle wollen den furchterregenden Drachen einmal zu Gesicht bekommen.

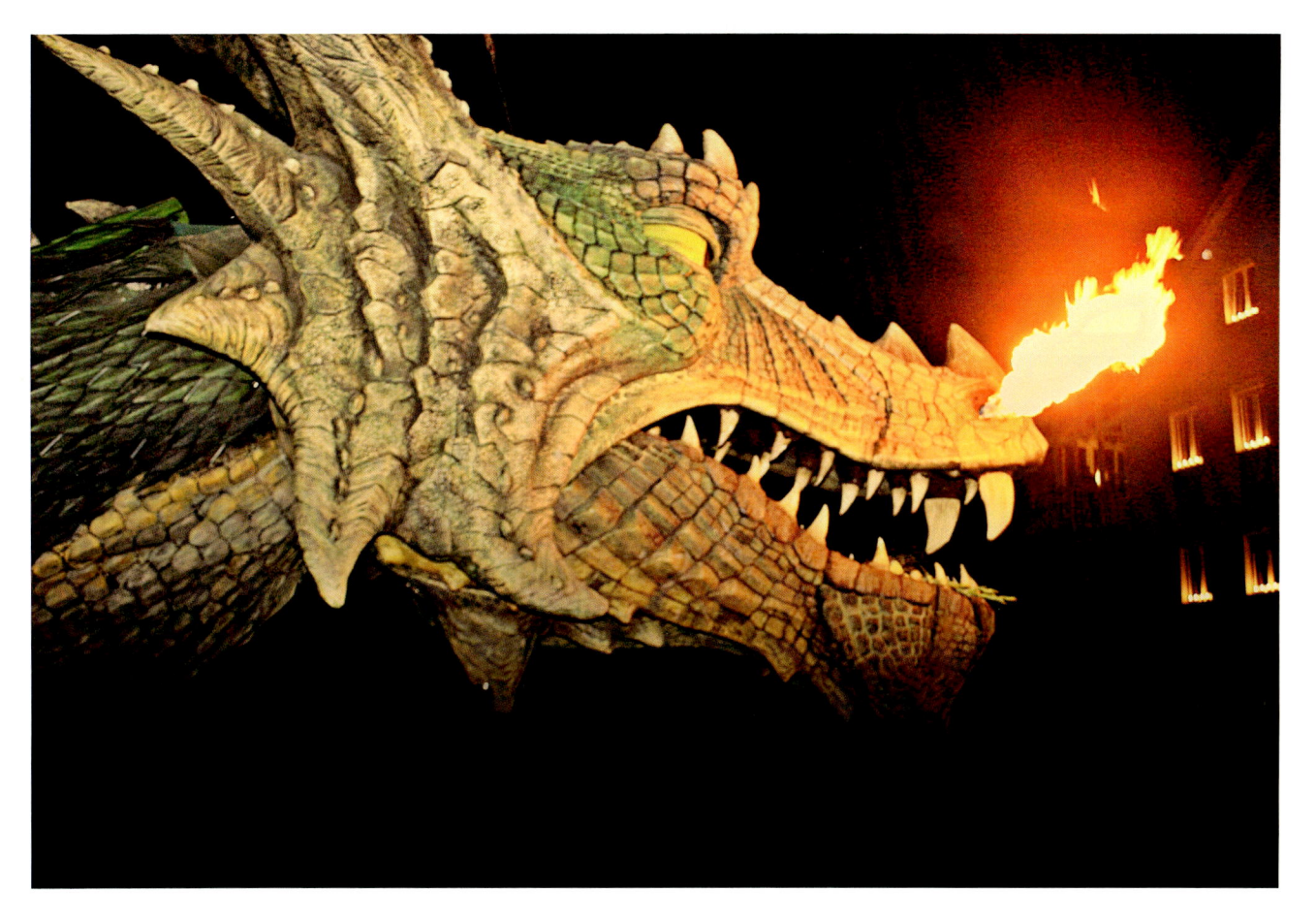

Nun, die Erklärung dieser Legende ist ganz einfach. Ich besuchte das älteste Volksschauspiel Deutschlands, nämlich den berühmten „Drachenstich". Es handelte von dem ewigen Kampf zwischen Gut und Böse. Zum Schluss konnte der tapfere Ritter den Drachen erlegen und die Stadt retten. Die Handlung, die im Mittelalter spielt, basiert teilweise auf historischem Hintergrund. Ich war von der spektakulären Aufführung und dem feuerspuckenden Drachen äußerst beeindruckt. Zudem herrschte regelrechte Volksfeststimmung in der sonst eher beschaulichen Kleinstadt. Der Marktplatz quoll über von Gauklern, Handwerkern und Edelleuten in mittelalterlichen Trachten. Historische Kutschen fuhren mit geschmückten Rössern durch die Gassen und Met wurde aus Tonkrügen getrunken. Mägde trugen weiße Hauben und boten getrocknete Früchte feil. Es war gar ein buntes Treiben zu bestaunen und ich fühlte mich wie in einer Märchenwelt.

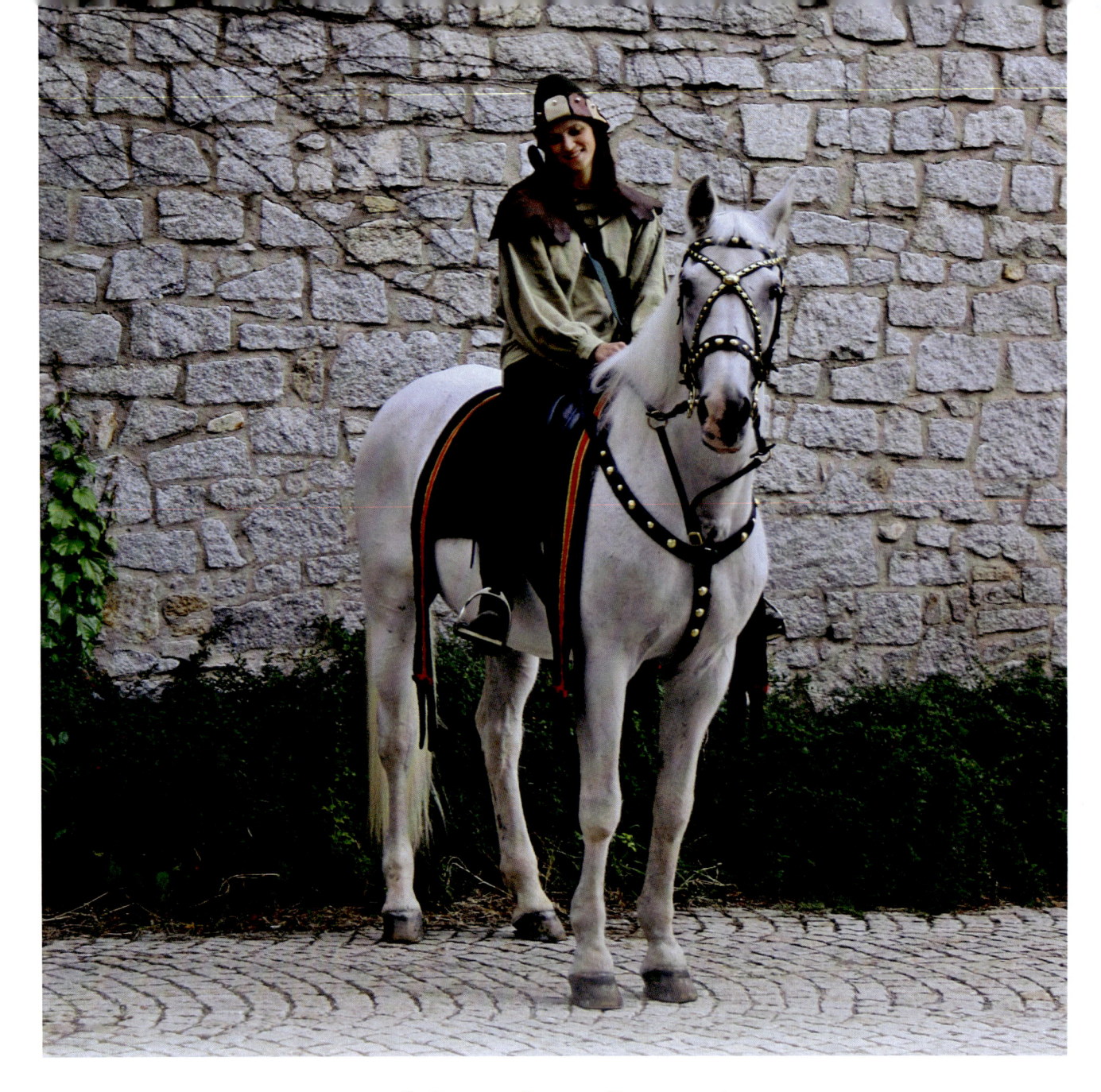

Weiterführende Informationen:

Insgesamt vereinigten sich 20 Firmen und Institutionen – unter Leitung der Zollner Elektronik AG – und schufen das High-Tech-Monster. Sogar Effektspezialisten aus Hollywood von der Firma Audi und dem Deutschen Zentrum für Luft- und Raumfahrttechnik beteiligten sich an diesem Projekt. So entstand durch hohe Ingenieurskunst und die Fantasie des Designers Sikander Goldau der spektakuläre Further Drachen.

Das Schauspiel findet jedes Jahr von Anfang bis Mitte August statt und basiert auf dem wahren Ereignis aus dem Jahr 1431. Zu diesem Zeitpunkt schrieb die Weltgeschichte ein blutiges Kapitel. Ein gewaltiges Ritterheer versammelte sich zu einem Kreuzzug gegen die abtrünnigen Böhmen. Sie mussten mit ansehen, wie der Kaiser höchstpersönlich, den umjubelten Reformator Jan Hus auf dem Scheiterhaufen verbrannte. So kam es zu kriegerischen Auseinandersetzungen im Grenzgebiet.

Nun wird der historische Sachverhalt um die magische Geschichte bereichert. Denn durch das Böse erwachte der Drachen, der seit Urzeiten durch einen Fluch gebannt war. Durch die Greueltaten des Krieges erwachte der Drache wieder. Nur zwei Menschen erfüllten die Prophezeiung, um den Drachen aufzuhalten. Die junge Schlossherrin von Furth im Wald und Udo, der furchtlose Ritter.

Bekannte Wolfsmärchen / Fabeln:

Rotkäppchen (Gebrüder Grimm)

Der Wolf und die sieben Geißlein (Gebrüder Grimm)

Der Wolf und der Fuchs (Gebrüder Grimm)

Prinz Iwan und der graue Wolf (Russisches Volksmärchen)

Das Lamm und der Wolf (Fabel)

Der Löwe, Wolf und Fuchs (Fabel)

Der Hund und der Wolf (Fabel)

Bekannte Drachenmärchen und Sagen:

Der Teufel und seine Grußmutter (Gebrüder Grimm)

Die vier kunstreichen Brüder (Gebrüder Grimm)

Nibelungensage oder Edda (Im deutschen bzw. skandinavischen Raum weit verbreitete germanische Heldensage um Siegfried oder nordisch Sigurd.)

Aktivierung / Beschäftigung:
Visuelle Stimulation / Biografie / Psychologie/ Märchen / Gedächtnistraining / Wohnraumoptimierung

Hier bieten sich die Sagen und Märchen förmlich an. Sie werden zunehmend wieder entdeckt und selbst Psychologen wie Hans Dieckmann, Claus Riemann oder Verena Kast nutzen sie als Instrument, um psychologische Zusammenhänge aufzuzeigen. Märchen besitzen eine heilsame Kraft und der anerkannte Neurobiologe Gerald Hüther empfiehlt die Kultur und Tradition der guten alten „Märchenstunde"! Wichtig ist, für die Teilnehmer eine geborgene und geschützte Atmosphäre zu schaffen. Wenn es keinen geeigneten Platz in der Einrichtung gibt, warum nicht einen neuen kreieren? Ich richtete beispielsweise für eine Demenzgruppe eine heimelige Leseecke ein, um einen geeigneten Ort anzubieten, an dem ich in Ruhe vorlesen konnte. Passende Möbelstücke finden Sie gebraucht in Sozialkaufhäusern oder auf Flohmärkten. Oftmals erhalten Einrichtungen auch Brauchbares aus Nachlässen. Zusätzliche Utensilien wie Decken, Kissen, Leselampe, Kerzenschein (Batterie) unterstreichen die gemütliche Stimmung.

Folgende und ähnliche Fragen wären interessant und könnten in lockerer Erzählrunde behandelt werden:

Welche Märchen haben Sie früher gelesen?

Wurden Ihnen früher Märchen vorgelesen?

Haben Sie Ihren Kindern Märchen vorgelesen?

Wie heißt Ihr Lieblingsmärchen?

Wovon erzählt Ihr Lieblingsmärchen?

Was gefällt Ihnen besonders bei Ihrem Lieblingsmärchen?

Welche Figur in Ihrem Lieblingsmärchen spricht Sie am meisten an?

Beim genauen Hinhören können die Antworten auf diese Fragen Aufschluss über die Person des Demenzkranken geben.

Folgende Aktivität biete ich zum Thema Märchen an:

Sagen Sie einen bekannten Märchenreim auf und lassen ihn entsprechend ergänzen.

Großmutter, warum hast du so große Augen?

Damit ich dich besser sehen kann.

(Nase / riechen, Schnauze / fressen, Hände / packen)

Aus: „Rotkäppchen" von den Gebrüdern Grimm

Was rumpelt und pumpelt …

… in meinem Bauch herum?

Aus: „Der Wolf und die 7 Geißlein" von den Gebrüdern Grimm

Der Wind, der Wind …

… das himmlische Kind!

Aus: „Hänsel und Gretel" von den Gebrüdern Grimm

Knusper, knusper Knäuschen …

… wer knuspert an meinem Häuschen?

Aus: „Hänsel und Gretel" von den Gebrüdern Grimm

Die guten ins Töpfchen, …

… die schlechten ins Kröpfchen!

Aus: „Aschenputtel" von den Gebrüdern Grimm

Bäumchen, rüttel dich und schüttel dich,

… wirf Gold und Silber über mich!

Aus: „Aschenputtel" von den Gebrüdern Grimm

Rucke di gu, Blut ist im Schuh …

… der Schuh ist zu klein, die rechte Braut sitzt noch daheim!

Aus: „Aschenputtel" von den Gebrüdern Grimm

Wer hat von meinem Tellerchen gegessen,…

… wer aus meinem Becherchen getrunken?

Aus: „Schneewittchen" von den Gebrüdern Grimm

Spieglein, Spieglein an der Wand …

… wer ist die schönste im ganzen Land?

Aus: „Schneewittchen" von den Gebrüdern Grimm

Meine Königin, ihr seid die schönste hier aber …

… Schneewittchen hinter den 7 Bergen bei den 7 Zwergen ist noch tausendmal schöner als ihr!

Aus: „Schneewittchen" von den Gebrüdern Grimm

Tischlein deck dich, Esel …

… streck dich, Knüppel aus dem Sack!

Aus: „Tischlein deck dich" von den Gebrüdern Grimm

Ich bin so satt …

… ich mag kein Blatt!

Aus: „Tischlein deck dich" von den Gebrüdern Grimm

Wie sollt ich satt sein? …

… ich sprang nur über Gräbelein und fand kein einzig Blättelein: mäh! mäh!

Aus: „Tischlein deck dich" von den Gebrüdern Grimm

Rapunzel,…

… lass dein Haar herunter!

Aus: „Rapunzel" von den Gebrüdern Grimm

Ach wie gut, dass niemand weiß, …

… dass ich Rumpelstilzchen heiß.

Aus: „Rumpelstilzchen" von den Gebrüdern Grimm

Heute back ich, morgen brau ich …

… übermorgen hol ich der Königin ihr Kind.

Aus: „Rumpelstilzchen" von den Gebrüdern Grimm

Kikeriki …

…unsere Goldene Jungfrau ist wieder hi.

Aus: „Frau Holle" von den Gebrüdern Grimm

Sieben …

… auf einen Streich!

Aus: „Das tapfere Schneiderlein" von den Gebrüdern Grimm

Heinrich, der Wagen bricht! …

… Nein, Herr, der Wagen nicht.

Aus: „Der Froschkönig" von den Gebrüdern Grimm

Kennen Sie die Antwort? Ist es A, B oder C?

1) Wie viele Geißlein verstecken sich vor dem bösen Wolf?

A) sieben

B) sechs

C) zehn

2) Welche Tiere sind Mitglied der Bremer Stadtmusikanten?

A) Kuh, Hund, Katze, Hahn

B) Esel, Katze, Meerschweinchen, Hahn

C) Esel, Hund, Katze, Hahn

3) Was vergiftet Schneewittchen gleich dreimal?

A) Gürtel, Spindel, giftige Birne

B) Gürtel, Kamm, giftiger Apfel

C) Kamm, Spiegel, giftiger Apfel

4) Was muss die Prinzessin bei Rumpelstilzchen zu Gold spinnen?

A) Stroh

B) Laub

C) Nudeln

5) Was fällt der Prinzessin beim Froschkönig in den Brunnen?

A) goldene Kugel

B) gläserne Murmel

C) gelber Ball

6) Wie viele Fliegen erschlägt das Schneiderlein mit einem Streich?

A) fünf

B) sechs

C) sieben

7) Wen treffen Hänsel und Gretel im Lebkuchenhaus?

A) Hexe

B) Drache

C) Zwerg

8) Was schüttelt Frau Holle, damit es schneit?

A) Kleider

B) Pflaumen

C) Betten

9) Welchem Tier begegnet Rotkäppchen auf ihrem Weg zur Großmutter?

A) Bär

B) Wolf

C) Frosch

Und nun die Lösung:

1 = B | 2 = A | 3 = A | 4 = C | 5 = C | 6 = A | 7 = B | 8 = C | 9 = C | 10 = A

Tipp:

Tragen Sie bei Ihrer nächsten Leserunde einmal ein Märchen vor und untermalen Sie es mit entsprechenden Utensilien.

Utensilien:

Rose mit Dornen

Dornröschen (Gebrüder Grimm)

Pfeffer- Lebkuchen

Hänsel und Gretel (Gebrüder Grimm)

Spiegel / Kamm / Apfel

Schneewittchen (Gebrüder Grimm)

Korb / rote Kappe

Rotkäppchen (Gebrüder Grimm)

Reisigzweig / Asche

Aschenputtel (Gebrüder Grimm)

Geldstücke

Sternthaler (Gebrüder Grimm)

Kopfkissen

Frau Holle (Gebrüder Grimm)

Nähzeug

Das tapfere Schneiderlein (Gebrüder Grimm)

Feuerzeug

Das Feuerzeug (Hans Christian Andersen)

Streichhölzer

Das kleine Mädchen mit den Schwefelhölzern (Hans Christian Andersen)

Erbsen

Prinzessin auf der Erbse (Hans Christian Andersen)

Rübe (Möhre)

Rübezahl (Johannes Praetorius)

Gänseblumen

Das Gänseblümchen (Hans Christian Andersen)

Linkempfehlung für eine umfangreiche Märchensammlung:
www.maerchen.org

Ergänzend stelle ich Ihnen, liebe Leserinnen und Leser, zwei ausgesuchte von mir verfasste Märchen vor. Viel Freude beim Vorlesen.

Das Märchen von den sieben Walnüssen

Vor langer Zeit lebte in einem fernen Land eine stolze Frau, die für ihre Schönheit von allen Dorfbewohnern bewundert wurde. Ihre Familie war ehrbar und genoss hohes Ansehen. Isobel trug rote Haare, denn es war eine überaus übliche Haartracht auf der grünen und fruchtbaren Insel. Denn die Gegend, welche zu Britannien zählte und im Süden des Landes lag, war reich an Gottes Gaben. Hier lebten die Menschen im Einklang mit der Natur. Die Frauen der Gemeinschaft waren für das Brot backen zuständig sowie für das Zubereiten der Speisen. Auch oblag ihnen die Gartenarbeit. Bei den Tätigkeiten in der Küche bedienten sie sich alter überlieferter Rezepte und hatten ausgiebig Gelegenheit zum Sammeln von Kräutern und Früchten.

Auch wurden aus bestimmten Pflanzen oder Blüten Salben und Tinkturen hergestellt, die der Heilung und des Wohlbefindens dienten.

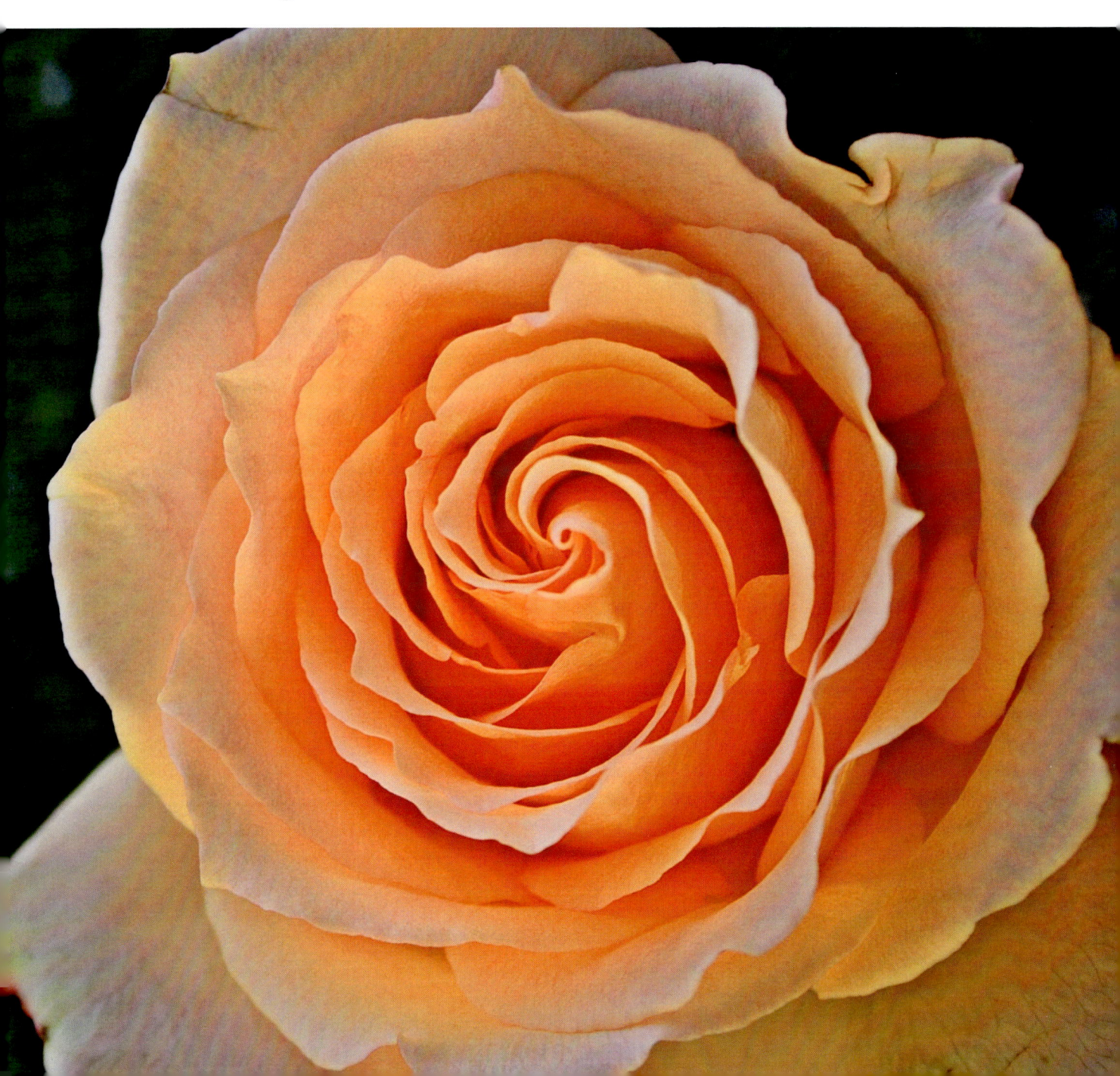

Die schönste aller Bewohnerinnen hatte großes Wissen über die botanischen Besonderheiten und Zusammenhänge und wandte es zur Herstellung von Cremes und Ölen an, die mit viel Liebe in Tiegel und Flakons gefüllt wurden. Dieser Inhalt diente zum Einreiben der Haut, damit diese noch zarter und duftender würde. Vielleicht war es diese hohe Kunst, die ihr zu so betörendem Aussehen verhalf. Aber auch ihr bescheidenes und mitfühlendes Wesen waren Gründe für ihre liebreizende Ausstrahlung und Erscheinung.

Die Männer waren, wenn sie nicht auf die Jagd gingen, als geschickte Handwerker weit über die Landesgrenzen bekannt. Sie schmiedeten die besten und wertvollsten Schwerter, deren hochwertige Qualität leider in zahlreichen kriegerischen Auseinandersetzungen zum Einsatz kam. So trug es sich zu, dass fast alle Männer ihre Kraft und ihren Mut gegen einen mächtigen Clan aus dem Norden erprobten. Dazu ritten sie auf ihren robusten Pferden in die Highlands und waren viele Wochen nicht bei ihren Frauen. Der Herbst kündigte sich schon mit den ersten Stürmen an und von den Knechten und Mägden wurde die getrocknete Ernte, in die dafür vorgesehenen Kammern verstaut, damit genügend Vorrat für den Winter vorhanden sei. Daher überwachte Isobel diese notwendige Pflicht, weil es das Überleben der gesamten Sippe in der kalten Jahreszeit sicherte. Sie verweilte mit den anderen Frauen am Dorfplatz, als lautes Donnern der Hufe die Ankunft der längst erwarteten Männer verkündete. Unter den vertrauten Heimkehrern befand sich eine unbekannte Person, deren Hände auf dem Rücken mit einem Strick zusammengebunden waren. Dennoch saß sie mit großer Würde auf ihrem imposanten Schimmel.

Es handelte sich wohl um einen Edelmann, denn sein Auftreten war diesem ebenbürtig. Als er unweigerlich an Isobel vorbeiritt, stutzte er, als ob er sie zu kennen schien. Er schaute in ihr Antlitz und war angetan von ihrer Anmut und unglaublichen Schönheit. Er spürte einen Schmerz in seinem Herzen und kein Dolch hätte ihm einen tieferen Stich versetzen können. Isobel war ebenfalls von der kurzen Begegnung so verwirrt, dass sie kaum einen Gedanken fassen konnte. Als sie längst des Abends zuhause am offenen Feuer bei ihren Eltern saß, musste sie immer wieder an den hochgewachsenen und stattlichen Reiter denken. Aber das durfte nicht sein, denn sie war ja bereits dem Sohn des Schmieds versprochen. Und die anstehende Feierlichkeit sollte bereits beim nächsten Vollmond stattfinden. Oh, wie könnte sie das jemals missachten. Sie war untröstlich, vergoss bittere Tränen und versank in sehnsuchtsvoller Melancholie.

Seit Urgedenken findet zum „Goldenen Nuss-Fest" die traditionelle Zeremonie des „Versprechens" statt. Dazu versammelt sich die gesamte Dorfgemeinschaft im nahe gelegenen Wald. Dort steht der göttliche Baum der Fruchtbarkeit. Er ist der Mittelpunkt im Heiligen Hain und nur dem Hohen Priester ist der Zugang zu ihm erlaubt. Hier wird bei einem feierlichen Ritual dem zukünftigen Brautpaar die magische Frucht aus der geweihten Schale überreicht. Sie deutet mit ihrem Aussehen und ihrer mythischen Urkraft schon auf die anstehende Vereinigung im kommenden Frühling hin. Auch die fleischigen Blätter des Walnussbaumes verstärken diese Interpretation. Die Nuss gilt als nahrhaft und vor allem symbolisiert sie reichlichen Kindersegen und wurde daher hoch geschätzt.

Dieser wichtigste Baum des alten Pfades trägt die Weisheit und Lebenskraft in sich, um sie an die Auserwählten weiterzugeben. Es werden jeweils sieben Nüsse geröstet, die das Paar dann feierlich verspeist. Jede Nuss symbolisiert einen der folgenden Vollmonde. Denn diese sieben Monde muss das Paar keusch und in Reinheit verbringen, ehe es sich beim „Birken-Fest" den Fleischeslüsten hingeben darf.

Diese Zeit der magischen „sieben Vollmonde" ist die wichtigste Erfahrung im Leben der versprochenen Brautleute. Der erste Vollmond bildet den Auftakt dieser uralten Tradition und findet zur Ernte der Walnüsse statt. Beim zweiten Mond gedenken die Liebenden der Ahnen und bitten um Zustimmung ihres Bundes. Beim dritten Mond wird die Große Göttin verehrt und die Wiedergeburt des Lichts wird verkündet.

Im Schein des vierten Vollmondes, zur Zeit der mystischen Raunächte, findet die Befragung der Orakel statt, um so die Zukunft des Paares zu deuten. Der fünfte Mond dient der Beschwörung und Vertreibung der bösen Wintergeister. Mit dem sechsten Mond kündigt sich der nahende Frühling an. Und dem siebten Mond überbringen die Versprochenen eine kleine Opfergabe. Mit diesem letzten Mond, dem Mond der Fruchtbarkeit, vollendet sich der allumfassende Zyklus der spirituellen Besinnung.

Schnell sprach sich herum, dass es sich bei dem fremden Reiter und der verschleppten Geisel um Leod, den Anführer des feindlichen Clans handelt. Ziel seiner Gefangennahme war es, am nächsten Tag eine beträchtliche Summe an Goldmünzen vom Gegner einzufordern. In dieser Nacht wollten sie sich jedoch zunächst von ihren Strapazen erholen. So feierten die Handwerker, die zu Kriegern wurden, die Rückkehr mit reichlich Weib, Met und Gesang.

Draußen zeigte der nahende Herbst sein gespenstisches Kleid und dichte Nebel stiegen auf.

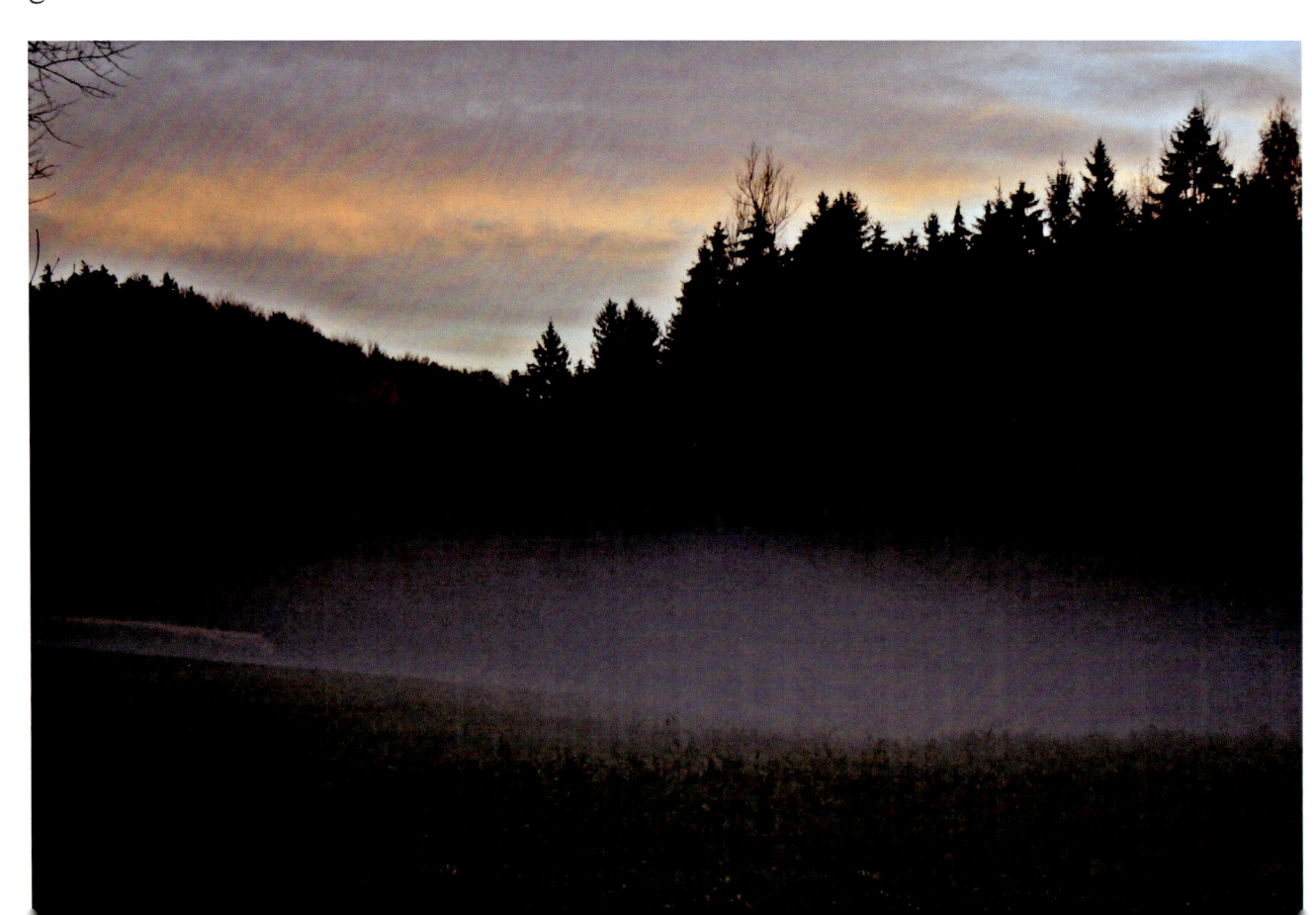

Niemand konnte die eigene Hand vor den Augen sehen und selbst die Wache, welche nachts immer zur Sicherheit postiert wurde, fühlte sich diesem Naturschauspiel hilflos ausgeliefert. Für den Stamm des schottischen Hochgebirges waren diese Witterungsverhältnisse jedoch so vertraut, dass sie unbemerkt ins Dorf eindringen konnten. Mit List und strategischem Können befreiten sie ihren Anführer und auf dessen Befehl hin durften sie seinen Haschern kein Leid antun. Sie entfernten sich so unauffällig und leise, wie sie gekommen waren und als am nächsten Morgen das schmerzlich errungene „Faustpfand" nicht mehr auffindbar war, beriet sich der Hohe Rat. Er erkannte die edle Milde, die ihm zuteil ward, denn niemand kam zu Schaden. Somit beschlossen sie, einen Boten für Friedensverhandlungen zu entsenden. Um die ernste Absicht zu demonstrieren, unterbreitete der Bote dem schottischen Stammesführer das Angebot, einen beliebigen Wunsch an den Hohen Rat zu äußern. Mit der Übergabe einer „goldenen Nuss" vom wundersamen Walnussbaum wurde das Friedensangebot festlich bekräftigt. Dem Besitzer dieser magischen Walnuss wird fortan ein Wunsch erfüllt, koste es was es wolle.

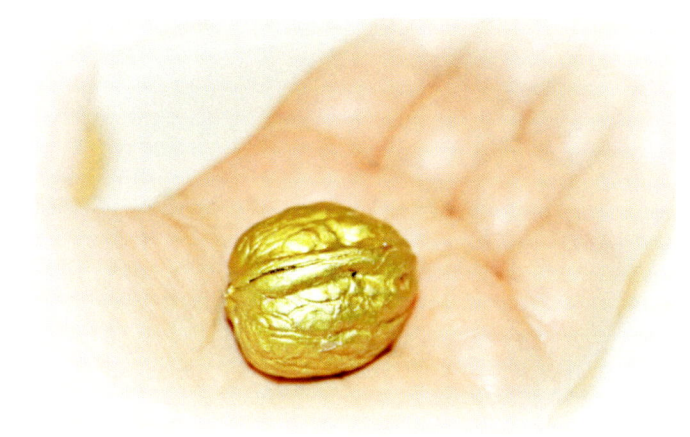

Leod, der Stammvater des Clans, der aus einem alten königlichen Geschlecht abstammte, brauchte nicht lange zu überlegen. Er wolle Isobel zur Gemahlin und mit dieser Hochzeit auf ewig den Frieden auf beiden Seiten bekunden und sichern. Die vormals verhassten Sippen sollten mit diesem Zusammenschluss geeinigt werden. Rasch verbreitete sich diese freudige Kunde. Nach einigen Vorbereitungen machte sich Leod mit einer Staffage zum zweiten Mal – und dieses Mal als freier Mann – auf den Weg. Er reiste mit wertvollen Geschenken und Gaben in den Süden von Britannien. Mit seiner großzügigen Mitgift wollte er den unschätzbaren Wert seiner holden Angetrauten verdeutlichen.

Die Dorfbewohner empfingen mit großer Ehrfurcht und Freude den Hohen Gast. Isobel war überglücklich über die Rückkehr des Mannes, welchen sie vom ersten Augenblick an liebte. Es war kein Zufall, dass am nächsten Tag der heilige Hain im goldenen Oktoberlicht erstrahlte und die darauffolgende Nacht dem Vollmond des „Versprechens" gehörte. Der Hain schien so hell wie nie zuvor und das silbern glitzernde Licht zauberte eine magische Aura auf den Walnussbaum. Dieses sakrale Naturwesen wurde zur Kathedrale und sandte als Mittler zwischen Himmel und Erde die göttliche Liebe hinab. Das ganze Dorf verfolgte die zukunftsweisende und glückliche Zusammenkunft zweier Menschen, die das Schicksal verband. Als der bekannte Druide – der eigens für diese Zeremonie von weither geholt wurde – die sieben Walnüsse vom Baum pflückte, verwandelten sie sich in weiße Tauben! Sie stiegen in die Lüfte empor und flogen in alle vier Himmelsrichtungen. Bis heute verkünden sie die himmlische Botschaft der Liebe und des Friedens.

Weiterführende Informationen:

Unsere geheimnisvollen Vorfahren, die Kelten, waren in ganz Mitteleuropa verteilt und hinterließen von Irland bis Anatolien die Spuren ihrer Kultur. Leider gibt es keine schriftlichen Aufzeichnungen über ihr Leben, so dass wir auf Ausgrabungen und antike Werke von Römern und Griechen angewiesen sind. Als Krieger waren die Kelten gefürchtet und galten als besonders mutig, aber auch von barbarischen Riten berichten die Römer. Allerdings muss man vorausschicken, dass die Kelten als Feinde der Römer angesehen wurden. Archäologische Funde belegen hingegen, dass sie Städte bauten, ausgiebigen Handel betrieben und Münzen prägten. Überhaupt waren sie für die Gewinnung und Weiterverarbeitung von Zinn, Kupfer, Gold und Silber bekannt. Schmuckbeilagen aus Gräbern beweisen die hohe Handwerkskunst. Ihr Können bewiesen sie als Töpfer, Weber, in der Glasproduktion und Lederverarbeitung. Eisen spielte für die Waffenproduktion eine herausragende Rolle. Aber nicht nur Eisen wurde unter Tage gefördert, sondern ebenfalls das wertvolle Salz. Ferner züchteten die Kelten Schweine, Rinder und kannten schon Kunstdünger, nämlich Kalk. Sie bauten Getreide und Hülsenfrüchte an und hatten einen starken Bezug zur Natur. Das wurde in ihrer religiösen Ausübung deutlich, dessen Priester die Druiden waren. Ihnen oblagen nicht nur die spirituellen Zeremonien, sondern sie waren gleichzeitig Richter und Gelehrte. Auch die Heilkünste praktizierten die Kelten. Viele von Ihnen kennen doch bestimmt den Druiden aus der liebenswerten Comicserie „Asterix", der mit einer goldenen Sichel die Mistel schnitt. Heute werden Mistelpräparate erfolgreich in der Homöopathie verwendet.

Aktivierung / Beschäftigung: Olfaktorische Stimulation

„Nichts belebt die Vergangenheit so vollständig wieder, wie ein Duft ..."
(Vladimir Nabokov)

Hier geht es nicht um die klassische „Aromatherapie", denn diese dürften Sie ohne entsprechende Ausbildung nicht anwenden. Vielmehr geht es darum, durch Düfte Erinnerungen zu wecken! Wir verknüpfen vertraute Gerüche mit den jeweiligen Lebenssituationen und Alltagserlebnissen der Senioren. Da die vertrauten Düfte über das Langzeitgedächtnis gespeichert werden, sind demenziell Erkrankte in der Lage, diese Geruchserlebnisse selbst nach Jahrzehnten wieder abzurufen. Die Gerüche können über die Nase (Inhalieren / Riechen) oder über die Haut aufgenommen werden. Bei der perkutanen Anwendung (Bäder, Massagen, Einreibungen, Wickel) bedarf es der vorherigen Absprache mit dem Arzt. Auch die Verwendung von Duftlampen sollte ohne Rücksprache mit der Pflege oder dem Arzt nicht vorgenommen werden.

Wir wenden uns bei diesem Aktivierungsvorschlag der Wirkung und dem Anreiz von herkömmlichen Pflanzen und Kräutern zu, um eine Aroma-Stimulanz hervorzurufen. Diese Gaben der Natur lassen sich preiswert und unkompliziert verwenden. Sie stehen am Wegesrand oder können als Kräuter im Supermarkt erworben werden. Lassen Sie bei einem „Duftkreis" die verschiedenen Pflanzen und Zutaten zum Einsatz kommen. Die Teilnehmer können sie in die Hand nehmen, daran riechen oder sie schmecken. Wenn die Pflanzen in der Hand zerrieben werden, entfalten sie den Duft noch stärker und die ätherischen Öle strömen aus. Düfte können Stress und Unruhe lindern, die Stimmung aufhellen oder als beruhigende Einschlafhilfe dienen. In der Einzelbetreuung lässt sich die Wirkung für eine positive Atmosphäre oder Gesprächseinleitung nutzen.

Bitte Reizüberflutungen vermeiden, indem Sie zu viele Pflanzen gleichzeitig einsetzen. Das ist ähnlich wie beim Parfum, wenn sie nach der siebten Duftprobe keinen Duft mehr auseinander halten können.

Das Thema lässt sich nach Belieben erweitern, indem Sie beispielsweise Seifen, Eau de Toilette, Rasierwasser oder Parfum verwenden. Zu empfehlen sind folgende Duftwässerchen „Kölnisch Wasser 4711", „Tosca", „Lavendel", „Speick" sowie für die Herren „Tabac", „Irisch Moos", weil die Demenzkranken speziell diese Düfte aus ihren jungen Jahren kennen könnten.

Ich selber habe sogar Räucherungen mit Mistel und Weihrauch, natürlich nach vorheriger Absprache mit der Hausleitung und Prüfung von Unverträglichkeiten, zur Freude der Bewohner durchgeführt. Denn die Mistel war bei den Kelten heilig und die Römer sandten ihre Bitten mit aufsteigendem Rauch – sozusagen „per fumum" – gen Himmel. Daher stammt übrigens das Wort „Parfum".

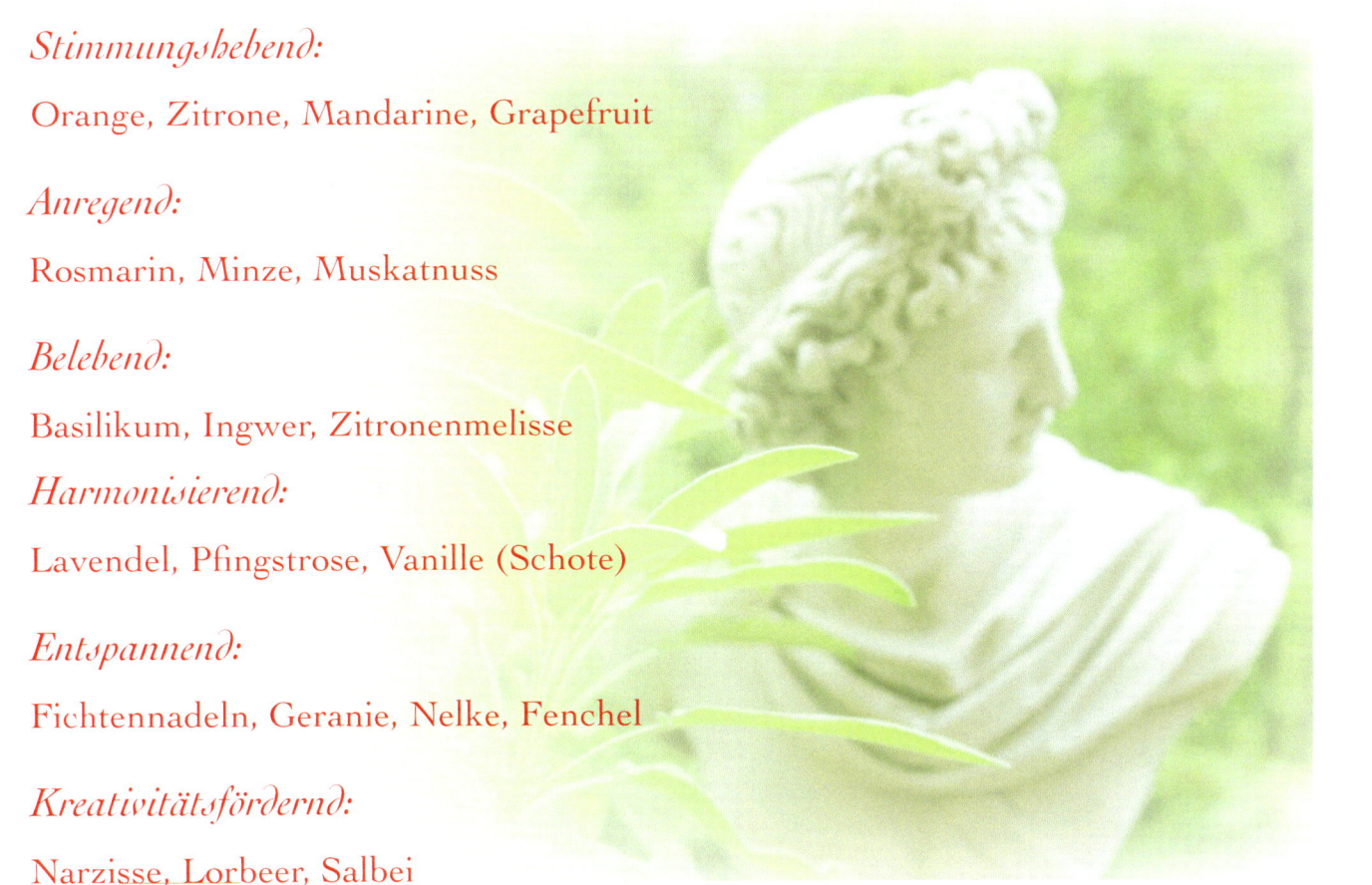

Stimmungshebend:

Orange, Zitrone, Mandarine, Grapefruit

Anregend:

Rosmarin, Minze, Muskatnuss

Belebend:

Basilikum, Ingwer, Zitronenmelisse

Harmonisierend:

Lavendel, Pfingstrose, Vanille (Schote)

Entspannend:

Fichtennadeln, Geranie, Nelke, Fenchel

Kreativitätsfördernd:

Narzisse, Lorbeer, Salbei

Wetterfühligkeit:

Schlüsselblumen, Schafgarbe, Tannennadeln

Stärkend:

Latschenkiefer, Thymian, Zimt, Feige

Universell:

Rosenblätter, Kamille

Tipp:

Die Kamille zählt zu den ältesten und wertvollsten Heilpflanzen überhaupt. Viele Pflanzen können als Tee zubereitet werden und so ihre wohltuende Wirkung entfalten. Eine gemeinsame Teezeremonie zum Beispiel mit frischen Pfefferminzblättern, Fenchelsamen, Hagebuttenschalen oder Kamillenblüten wäre eine feine Sache und eine willkommene Alternative und Abwechslung zum üblichen Kaffeetrinken.

Unternehmen Sie doch mal mit den noch mobilen Senioren einen Spaziergang durch Feld und Flur. Pflücken Sie bei diesem Duftausflug unterwegs heimische Pflanzen. Sie können die Pflanzen in ein Tuch (Serviette) legen und auch angetrocknet bei späteren Beschäftigungseinheiten verwenden. Ebenso lösen frisches Heu und gemähtes Gras mitunter starke Dufterinnerungen aus und können in der Biografiearbeit fördernd verwendet werden.

Hübsche Blüten oder Gräser lassen sich zudem trocknen und zum Basteln – vor allem für die Herstellung von Schmuckkarten – verwenden!

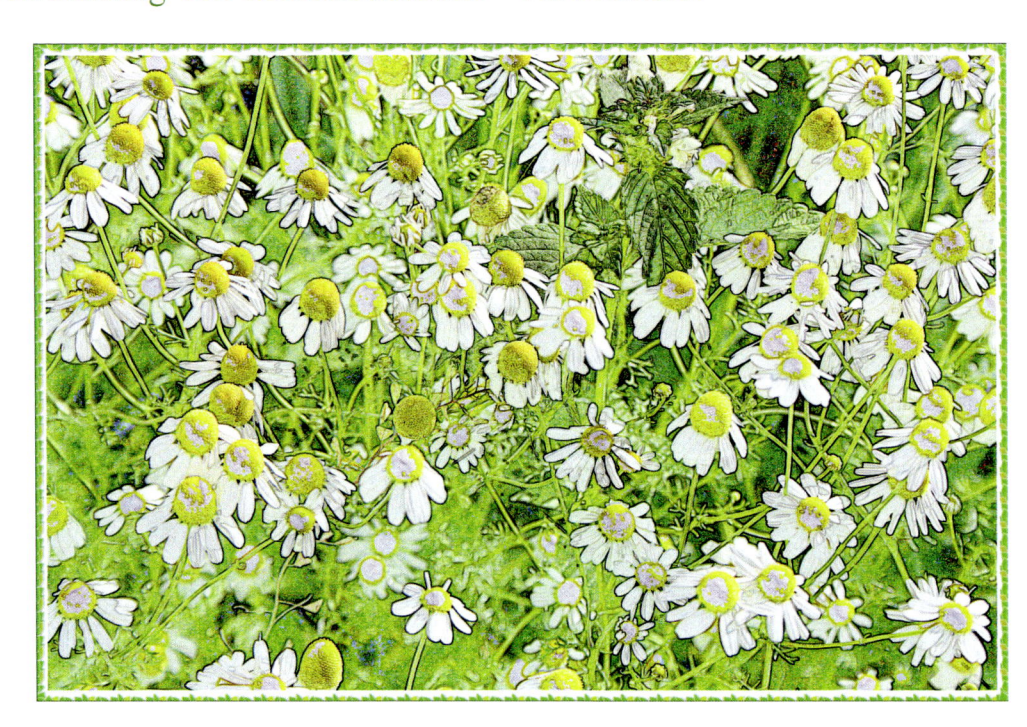

Das Märchen von der traurigen Kamillenblüte

Eine kleine Kamillenblüte war sehr traurig, weil sie so unscheinbar am Wegesrand stand. Viele Spaziergänger gingen achtlos an ihr vorbei und würdigten sie keines Blickes. Obschon sie nicht allein war, denn sie hatte ganz viele Geschwister, konnte niemand sie aufheitern. Selbst die milden Sonnenstrahlen, die ihre zarten Blätter öffneten und sie zum Blühen brachten, konnten ihr Gemüt nicht erhellen. Sie fand sich einfach zu schmucklos und gewöhnlich und in ihrem tiefsten Herzen wäre sie wohl lieber eine Rose oder eine Lilie gewesen. So aber musste sie ihr Dasein als Kamillenblüte fristen und träumte davon, nur einmal in ihrem Leben die Königin der Blumen zu sein. Ihre zahlreichen Brüder und Schwestern machten sich mittlerweile schon einen Spaß daraus und lachten über sie, weil sie sich ihrer Herkunft schämte.

Als sie mal wieder mutlos ihren Kopf neigte, kam ein Junge vorbei, sah sie und musterte sie sehr aufmerksam. Als er wohl wusste, welch eine Pflanze er vor sich hatte, setzte er sich zu ihr. Seine Mutter, die in der Nähe war, hielt schon Ausschau nach ihrem Buben. Als sie ihn im Feld voller Kamillenblüten sah, sagte sie zu ihm: „Das sind die hübschesten Heilpflanzen, die ich kenne! Als Du noch kleiner warst, habe ich Dir regelmäßig Tee von diesen Blüten gekocht. Bist Du mal hingefallen und hast Dir Dein Knie aufgeschlagen, habe ich es mit dem Sud von dieser Pflanze behandelt. Und auch wenn Du erkältet warst, hat die Kamille hilfreiche Dienste geleistet. Spüre die wunderbare Kraft, die dieses bescheidene Kraut verströmt und merke Dir ihr Aussehen, damit Du später auch Deinen Kindern dieses Wissen näherbringen kannst." Der Junge lauschte gebannt, was seine Mutter ihm mitteilte und streichelte dabei das „traurige" botanische Exemplar, welches lieber jemand anderes gewesen wäre.

Als die Kamille jedoch hörte, wie von ihr gesprochen wurde und wie wichtig ihre Heilkräfte seien, richtete sie sich an ihrem feinen Stiel auf und streckte stolz ihren Kopf empor. Ihre Haltung war nun der einer Rose oder Lilie ebenbürtig. Sie war glücklich, eine Kamillenblüte mit solch einer wohltuenden Wirkung zu sein und den Menschen zu mehr Gesundheit verhelfen zu können. Das schafft ja kaum eine Rose oder Lilie, als Heilpflanze in Apotheken verkauft zu werden. Ach, warum hat ihr das denn keiner vorher gesagt? Dann hätte sie sich viel Kummer ersparen können. So aber freute sie sich über die kundige Mutter und war glücklich über die Zuwendung des Kindes. Als beide längst wieder ihrer Wege gingen, durchströmte eine tiefe Zufriedenheit unsere Kamillenblüte. Die sonnengelben Blütenköpfe leuchteten noch intensiver und die weißen schmalen Blütenblätter tanzten beschwingt im Frühlingswind.

Die Klugheit der Haustiere

Diese Geschichte ist alles andere als lustig und doch habe ich das Bedürfnis, sie Ihnen zu erzählen. Denn sie zeigt auf eindringliche Weise, wie klug manche Tiere sind. Ich hatte ja bereits mehrfach von unserem Hund, der Chiron heißt, berichtet. Nun, das ist unser Australian Shepherd und die Rasse gilt als besonders intelligent. Wir bekamen ihn als 12-wöchigen Welpen und wir konnten begeistert zuschauen, wie schnell er wuchs.

Chiron ist ein richtiger Wildfang geworden und immer zu Späßen aufgelegt. Er kann sogar fliegen, wie Sie sehen.

Nun ist unser Hund mehr als zwei Jahre alt und wir lassen ihn zum Begleithund ausbilden. Aber schon jetzt kann ich Chiron bei meiner Arbeit einsetzen und nehme ihn bei Bedarf und auf Wunsch von Senioren mit, wenn ich sie in ihren Wohnungen oder Einrichtungen besuche.

Chiron genießt seine Beliebtheit bei vielen seiner Fans. Falls ich den Hund mal nicht mitbringe, sind manche Senioren enttäuscht. Der Grund, warum ich Chiron nicht bei jedem Einsatz mitnehme ist, dass er seine Ruhezeiten braucht. Ich achte darauf, dass er zwar gefordert, aber nicht überfordert wird.

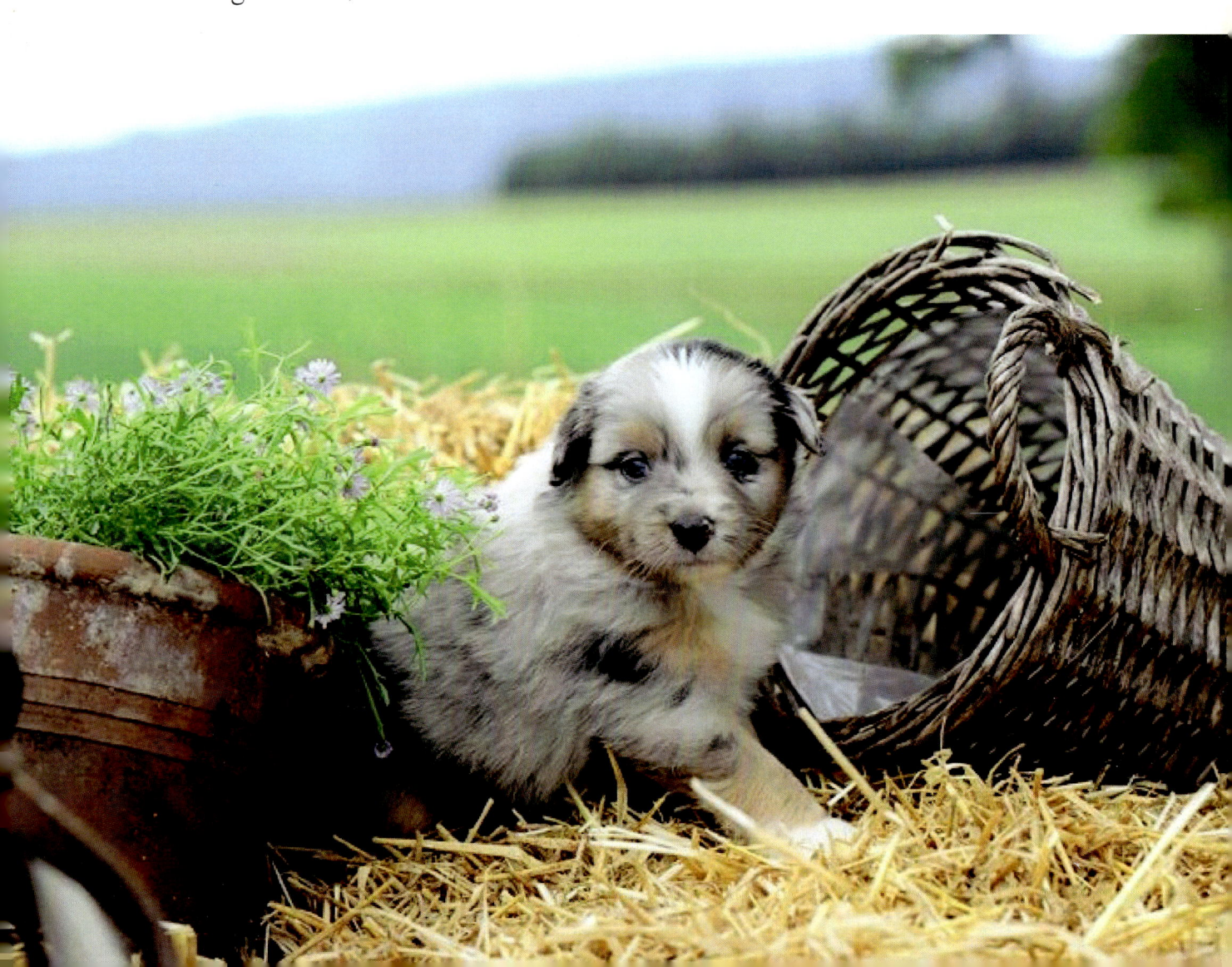

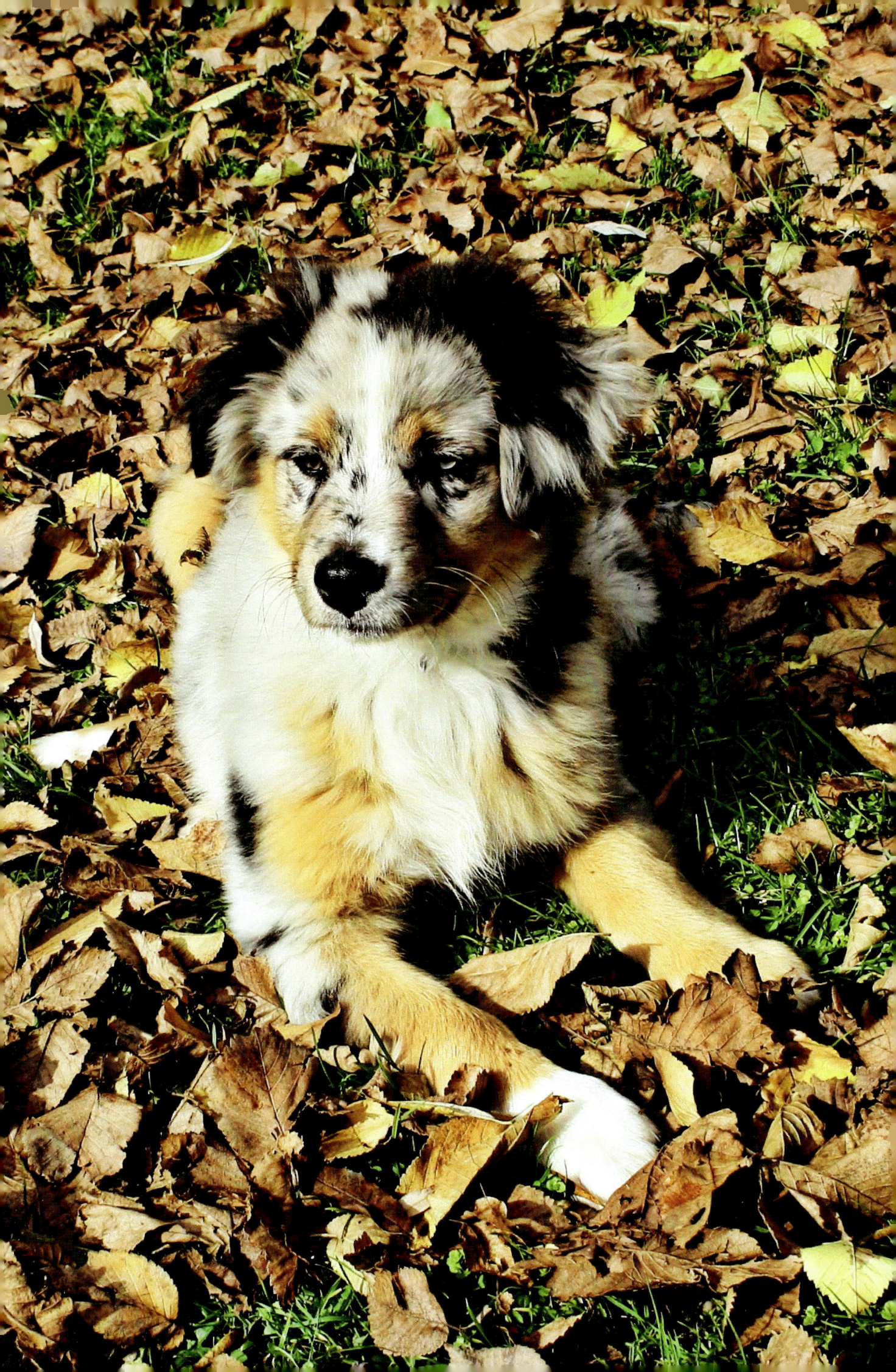

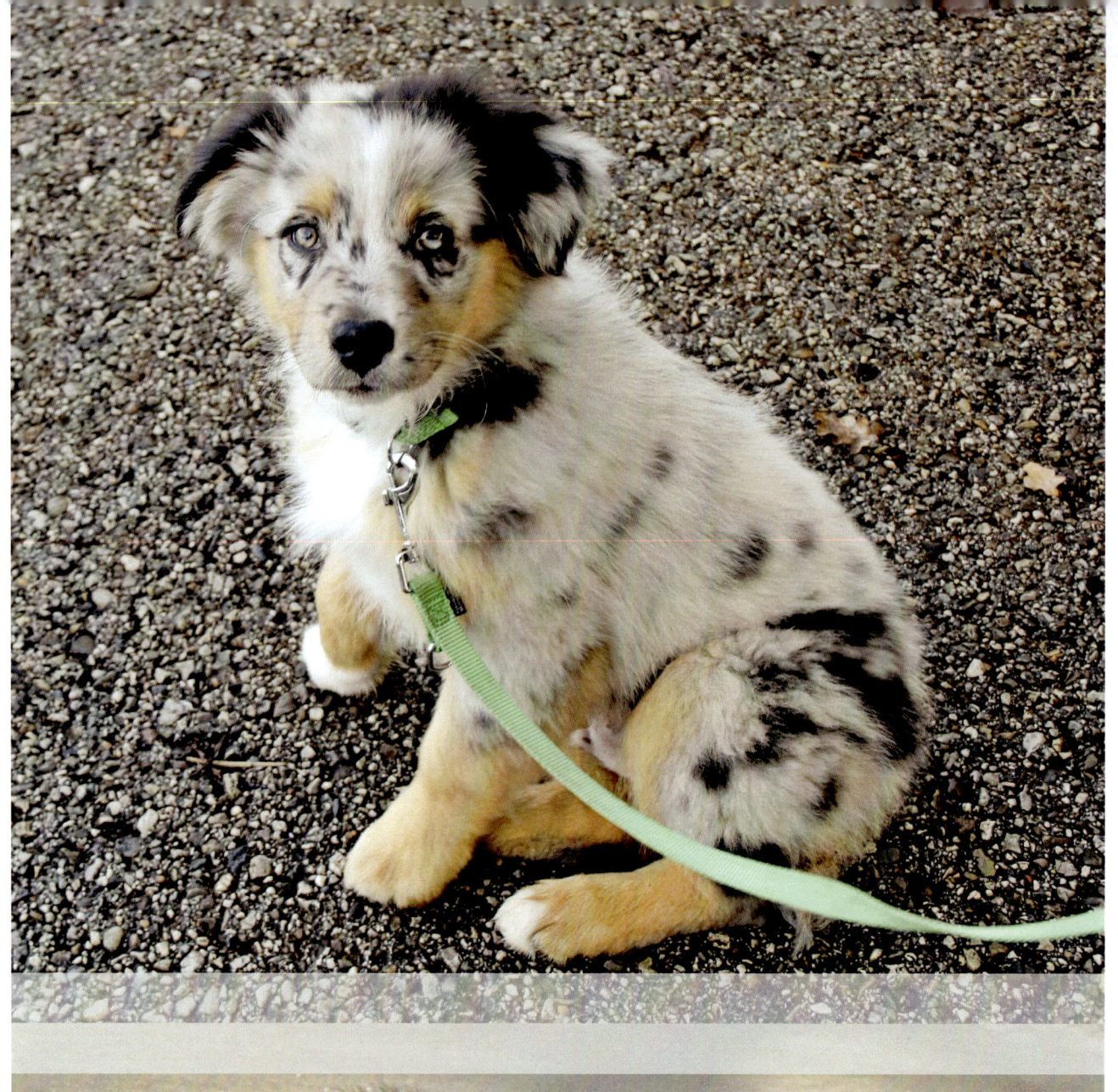

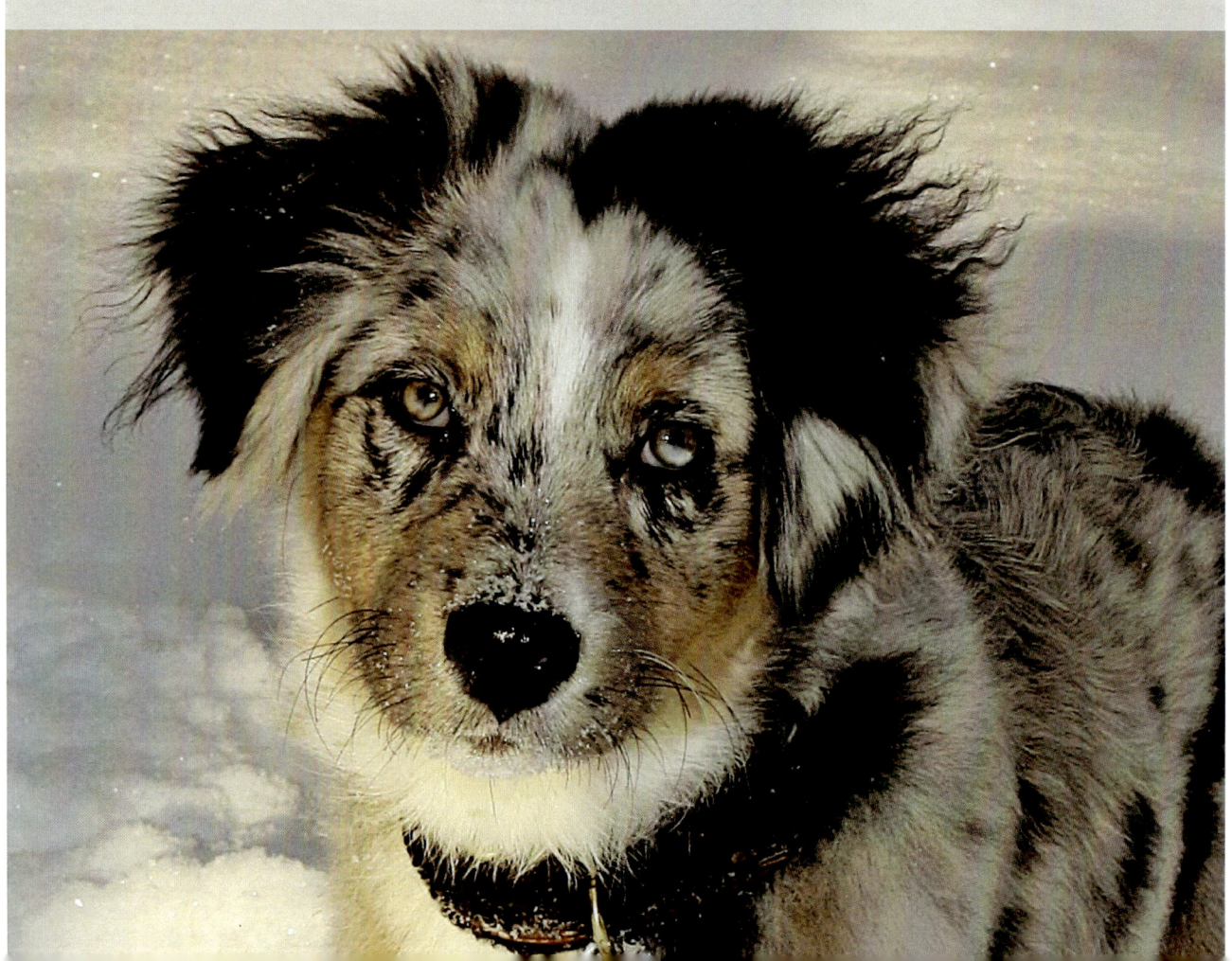

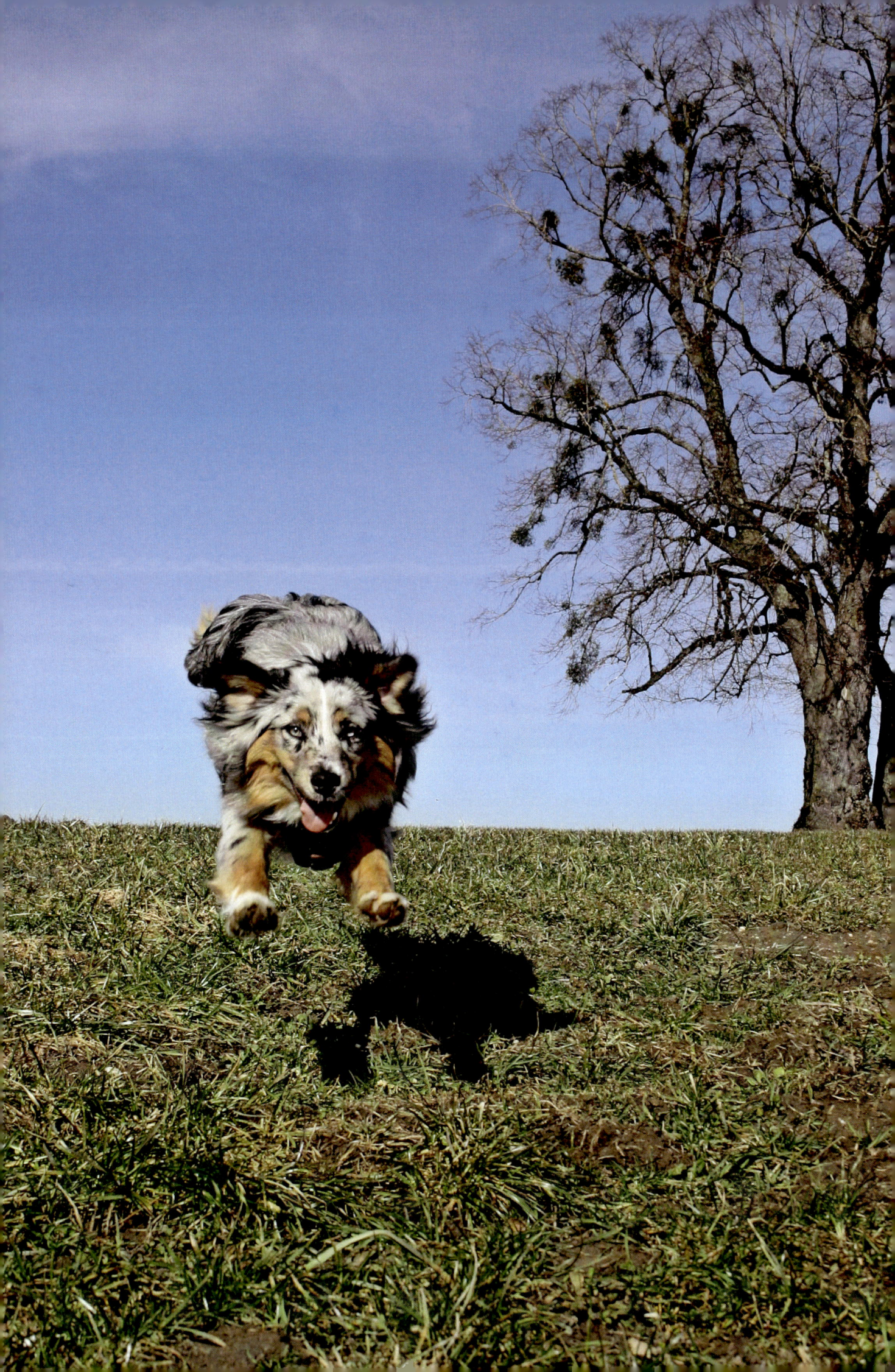

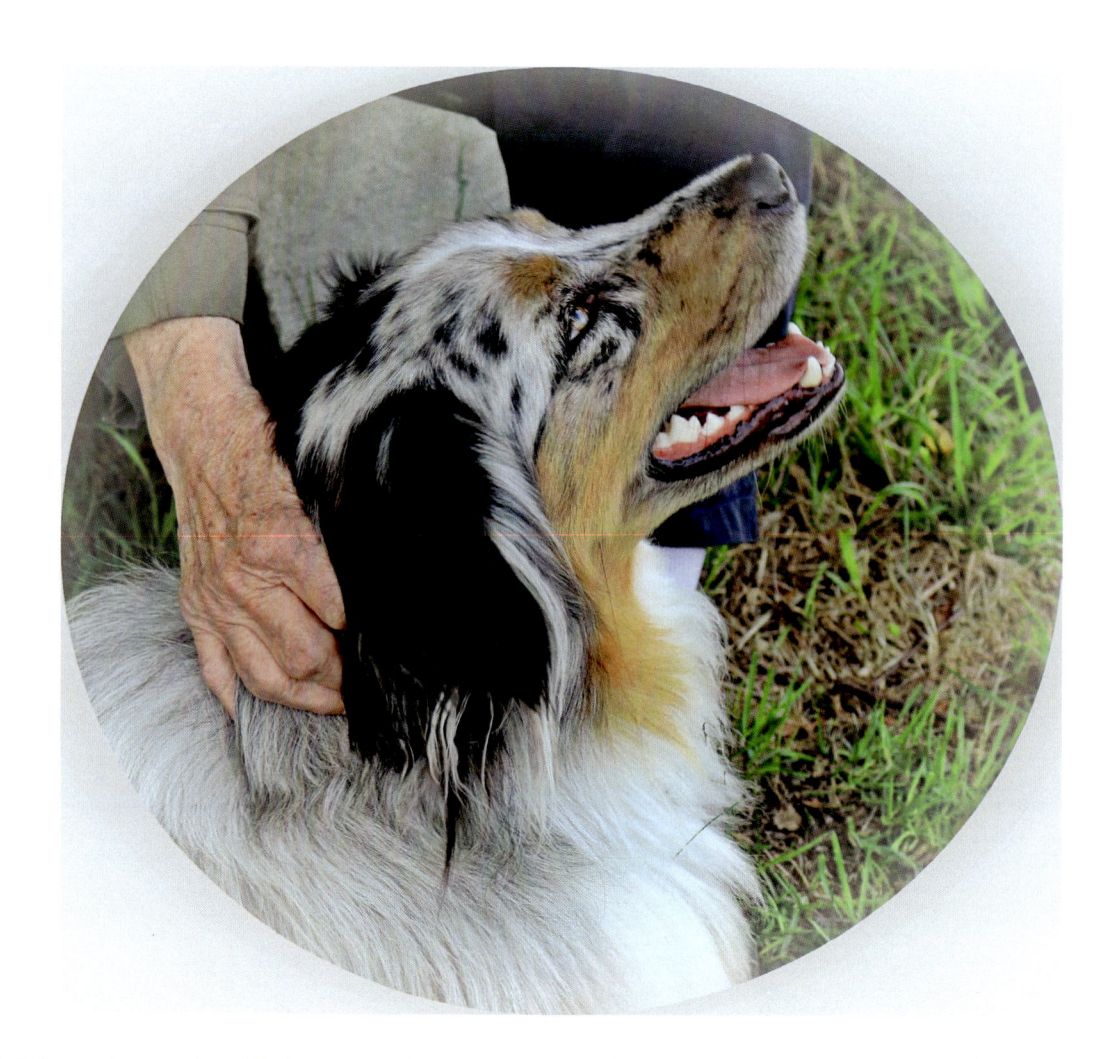

Ausgiebig ruhen, das lieben auch unsere zwei Katzen. Es sind Rassekatzen, die viel Schlaf benötigen. Tagsüber sehen wir sie oft in ihrer gemütlichen Kuhle des bequemen Kratzbaumes liegen. Er reicht bis zur Decke und bietet ausreichend Platz für die beiden Stubentiger. Wer Katzen kennt, der weiß, dass sie ihren eigenen Willen haben. So suchen sie sich immer wieder ein anderes Plätzchen. Mal machen sie es sich auf der Couch gemütlich oder die „Chefin" thront auf dem Schreibtischsessel und nutzt die moderne Bürotechnik!

Im Sommer halten sie sich vornehmlich auf dem Balkon auf und genießen dort ihr Katzendasein im Schatten unter dem Balkontisch. Manchmal – wenn sie sich genüsslich recken und strecken – denke ich mir: „Im nächsten Leben werde ich Katze." Sie brauchen nicht zu arbeiten, bekommen pünktlich ihr Fressi und sind die geborenen Müßiggänger.

Da sieht es bei mir selber ganz anders aus in meinem Menschenleben. Neben meinem ausgefüllten Beruf erledige ich diverse Einkäufe. Außerdem liegen regelmäßig Büro- und Putzarbeiten an. Da ich Wert auf eine gute, frische und abwechslungsreiche Kost lege, koche ich immer selber. Unsere Tiere und Pflanzen versorge ich in liebevoller Weise, was ebenfalls viel von meiner Zeit in Anspruch nimmt. Und schlussendlich gibt es noch die Wäsche.

Als sich mal wieder ein riesiger Berg Schmutzwäsche auftürmte, stopfte ich ihn in die Waschmaschine. Ich wählte den Waschgang und die Gradzahl aus und bevor ich die

Kapitel 13 – Die Klugheit der Haustiere

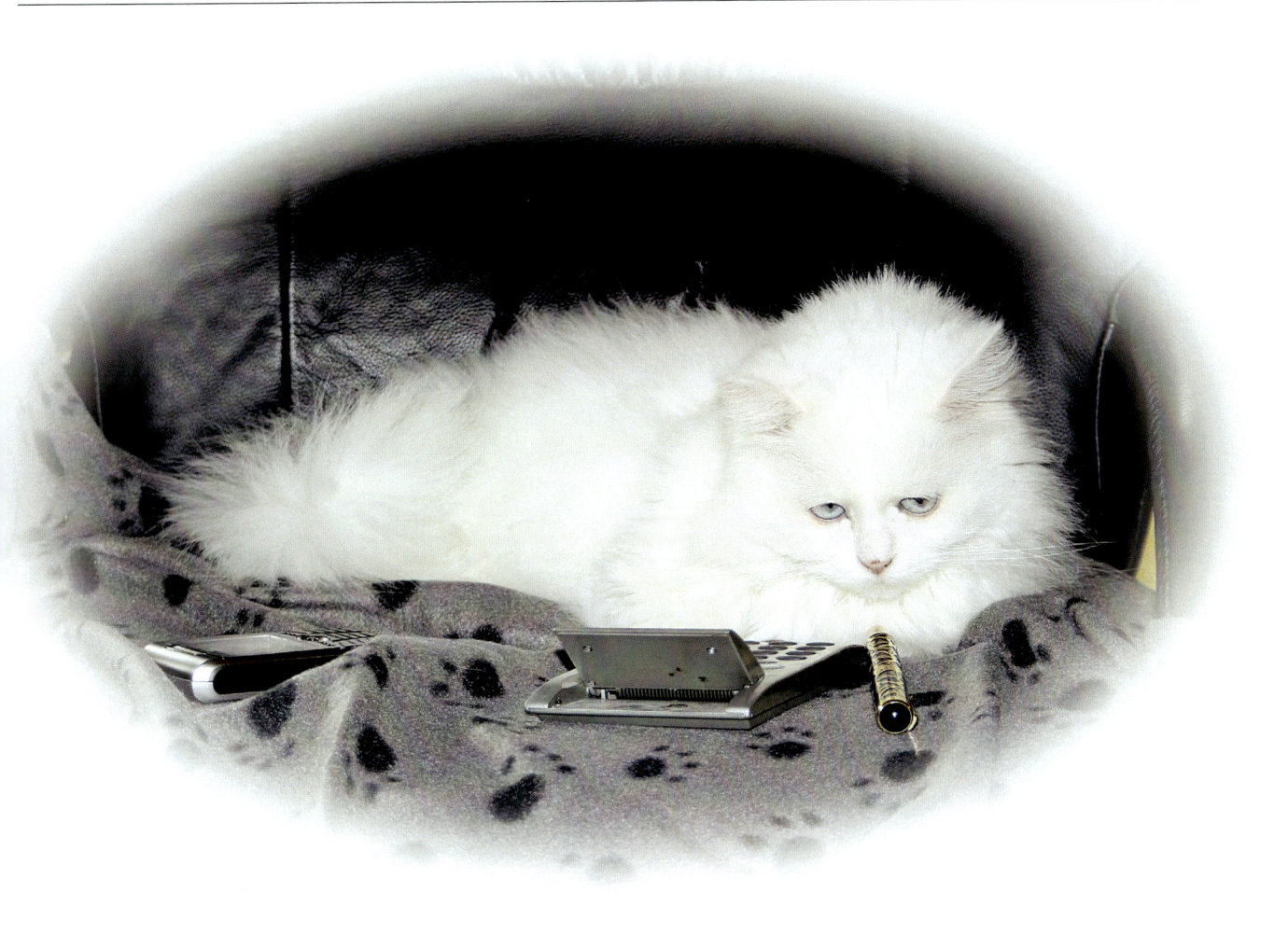

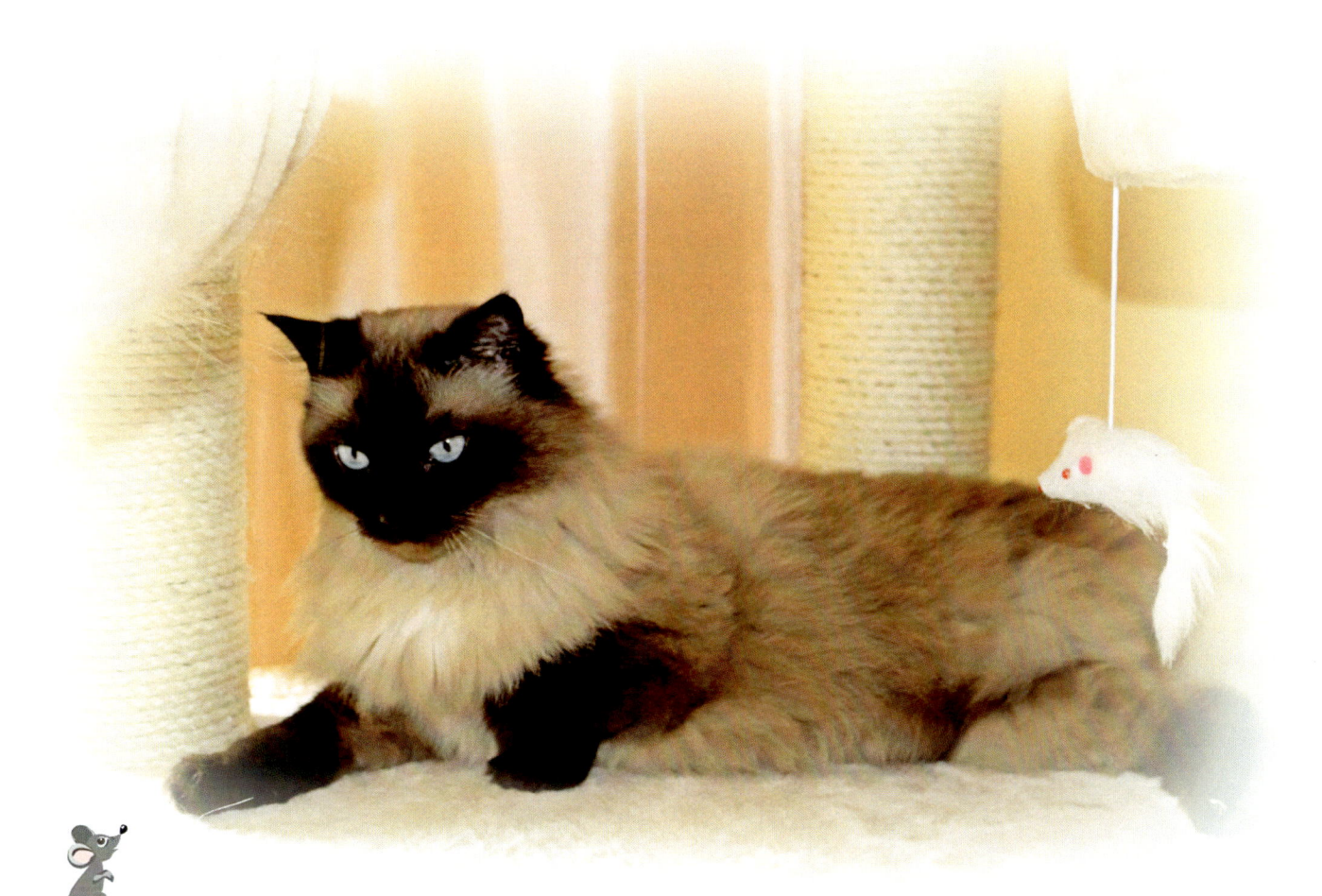

Tür schließen konnte, hielt mich das Klingeln des Telefons davon ab. Nachdem ich ausgiebig telefonierte, eilte ich zu meiner Waschmaschine, schloss die Tür der Trommel und wollte gerade den Startknopf drücken. Doch sofort begann Chiron laut zu jaulen. Ich schimpfte mit ihm und rief „Aus", weil ich davon ausging, dass er spielen wollte. Dazu hatte ich jetzt wirklich keine Zeit! Aber der Hund gab keine Ruhe und lief ganz nervös an der Waschmaschine entlang. Nun spürte ich allmählich, dass das Jaulen einen anderen Grund haben müsste. Und schon sprang Chiron mit den Vorderpfoten an die Tür der Waschtrommel und ich schaute unverzüglich hinein. Da lag die kleine Kitti – unser weißes Schneeflöckchen – mitten in der Wäsche und schlief wie ein Murmeltier. Ich war geschockt bei der Vorstellung, was mit dem Tier hätte passieren können, wenn Chiron nicht so aufmerksam gewesen wäre. Seinem Einsatz als Lebensretter hat Kitti es zu verdanken, dass sie unbeschadet die Waschtrommel verlassen konnte. Noch schlaftunken trappelte sie zu ihrem Kratzbaum und wenig später hörte ich ein leises Schnurren. Für seine hilfreiche Leistung erhielt Chiron mein dickes, anerkennendes Lob und zu seiner großen Freude ein feines Leckerli. Er ist der beste Hund der Welt und vielleicht besucht er auch Sie einmal und spielt mit Ihnen.

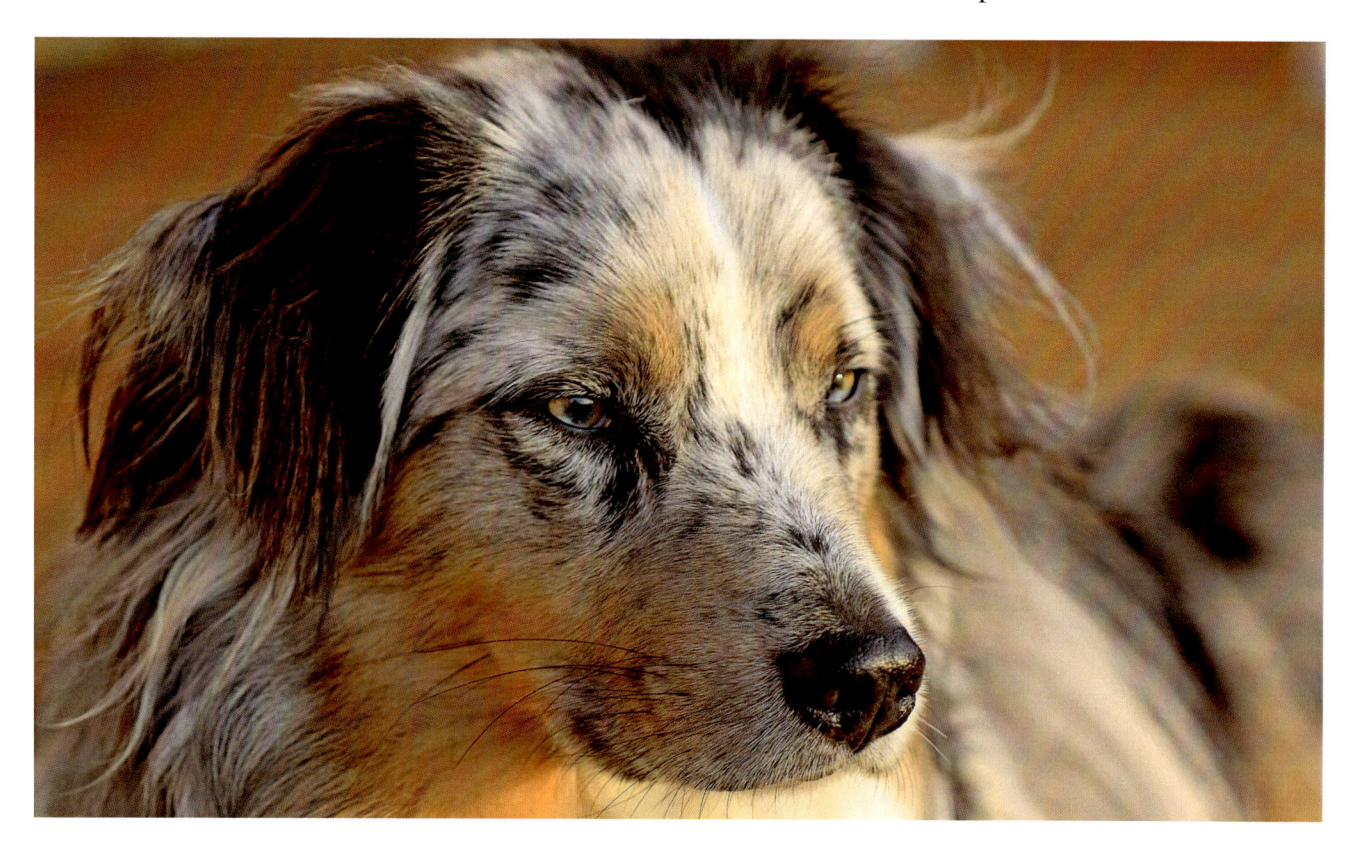

Weiterführende Informationen:

Bereits seit der Altsteinzeit – als die Menschen ihr Überleben als Jäger und Sammler sicherten – lebten bereits die ersten Tiere (Hunde) dauerhaft in menschlicher Nähe. Allein in Deutschland gibt es rund 28 Millionen Haustiere. Bei einer aktuellen Bevölkerungsrate von ca. 80,8 Millionen Bundesbürgern lebt also mindestens in jedem dritten Haushalt ein tierischer Mitbewohner. Das Lieblingshaustier der Deutschen ist die Katze, gefolgt vom Hund. Die Haltung von Heim- oder Haustieren erhöht die Lebensfreude, vermehrt die Sozialkontakte und fördert die Gesundheit.

Bereits das Streicheln oder Betrachten eines Tieres baut Spannungen ab und senkt nachweislich den Blutdruck. Der direkte emotionale Einfluss von Tieren zeigt sich bei vielen erfolgreichen Therapien, die mit Patienten durchgeführt werden. Beispiele: „Therapeutisches Reiten", „Delfintherapie", „Lamatherapie".

In der Demenz belegen mehrere Studien, dass die Patienten oft positiv auf Tiere reagieren. Auch wenn bei Demenzkranken die Gedächtnisleistungen abnehmen und die Kontrolle über das Umfeld und die Verhaltensweisen schwinden, bleiben die Kranken auf der emotionalen und nonverbalen Ebene gut erreichbar. Hier greift die tiergestützte Förderung mit Hunden, denn der Hund beherrscht eine andere Ebene der Kommunikation und baut diese – auch ohne Worte – auf.

Aktivierung / Beschäftigung: Tiergestützte Therapie

Durch aktive Interaktionen wie Streicheln, mit dem Hund sprechen, ihn füttern etc. werden Impulse ausgelöst, die einerseits stabilisieren können und vor allem die Kommunikationsbeziehungen zur Umwelt erleichtern. Hinzu kommt, dass viele ältere Menschen früher selber ein Haustier hatten und dass durch die Begegnung mit einem Tier positive Erinnerungen wach werden können.

Deshalb schlage ich vor, Hundebesuchsdienste anzubieten. In der Regel gibt es ehrenamtliche Vereine, bei denen Sie derartige Angebote erfragen können. Tipp für München: „Die Streichelbande e.V."

Eine weitere Möglichkeit besteht darin, dass Mitarbeiter ihre eigenen Haustiere für Besuche zur Verfügung stellen. Bitte beachten sie entsprechende Auflagen wie Impfungen, Hygiene und Wesenstest.

Dennoch möchte ich vorsorglich darauf hinweisen, dass der Einsatz von lebenden Tieren mit möglichen Verletzungsgefahren und einem Infektrisiko verbunden sein kann. Daher lassen sich in dem Fall alternativ sehr gut Stofftiere einsetzen. Diese Variante ist angebracht, wenn beispielsweise Angst vor Tieren oder mögliche gesundheitliche Einschränkungen vorliegen (Allergien). Das Anfassen, Berühren, Fühlen, Tasten und Streicheln des weichen Plüschtieres regen die Sinne an. Viele Senioren drücken oder umarmen das Tier und bauen so eine emotionale Verbindung zu ihm auf. Die Wahrnehmung und die motorischen Fähigkeiten werden gefördert.

Tipp:

Das Zeigen von Tierbildern setzt bereits positive Impulse frei und kann zur Steigerung des Wohlbefindens beitragen. Sie finden in diesem Buch ausgesuchte Tierfotos für den sofortigen Einsatz.

Eine Gute-Nacht-Geschichte

Jeden Abend gehe ich regelmäßig um die gleiche Zeit mit unserem Hund Chiron Gassi. Diese Runden liebe ich besonders, weil es mittlerweile leer auf den Straßen ist und nur noch gelegentlich Leute unterwegs sind. Das geschäftige Treiben des Tages weicht der geruhsamen Stille des späten Abends. Es ist noch nicht finster, aber auch nicht mehr hell. Bei der sogenannten „Blauen Stunde" – wie die Dämmerung auch gern bezeichnet wird – geben sich Tag und Nacht noch einmal ein Stell-dich-ein, ehe das fahle Licht den dunklen Schatten weicht. Besonders eindringlich erlebte ich ähnliche Stimmungsbilder in den Bergen – und bei Föhn kann ich sie manchmal sogar von unserem Fenster aus sehen.

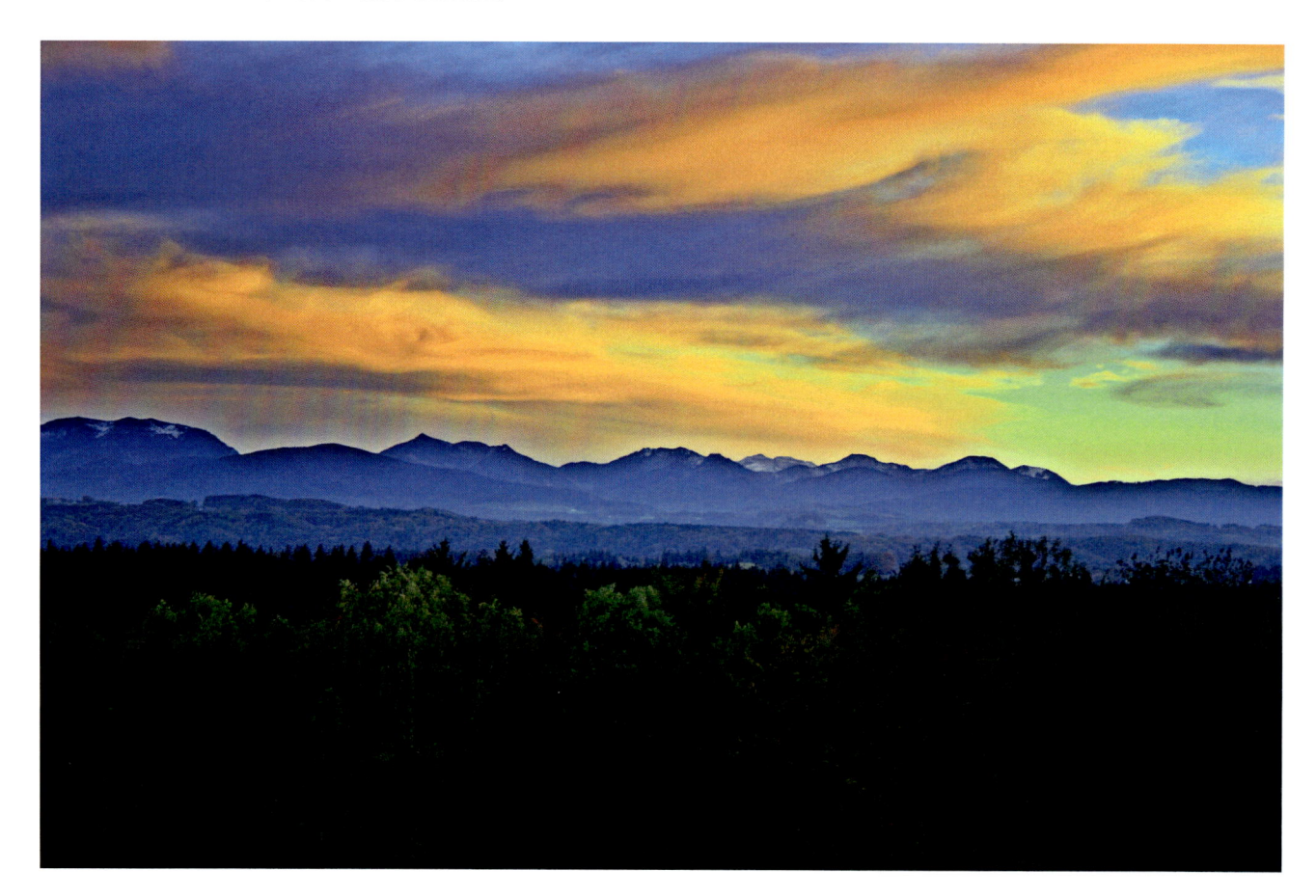

Chiron trottet gemütlich neben mir her und schnuppert hier und schnuppert dort. Hin und wieder hebt er sein Bein und markiert sein Revier. Ich nenne das immer das „Zeitung lesen" der Hunde, denn über die Nase sammeln sie alle Informationen. So gestatte ich ihm seine ausgiebige Lektüre und bleibe brav stehen, wenn er mal wieder Freude an einem Bericht hat und interessiert an einem Baum verweilt.

Plötzlich nehme ich ein merkwürdiges Geräusch wahr. Aus einem Gebüsch höre ich eine Art Röcheln. Ich beuge mich neugierig hinunter und lausche dem mir Unerklärlichen. Nun konnte ich deutlich ein Schmatzen vernehmen und die Lautstärke der Töne nahm immer mehr zu. Ich untersuchte die gesamte Hecke, konnte jedoch die Ursache für das Geräusch nicht ergründen. Nun schnüffelte Chiron interessiert

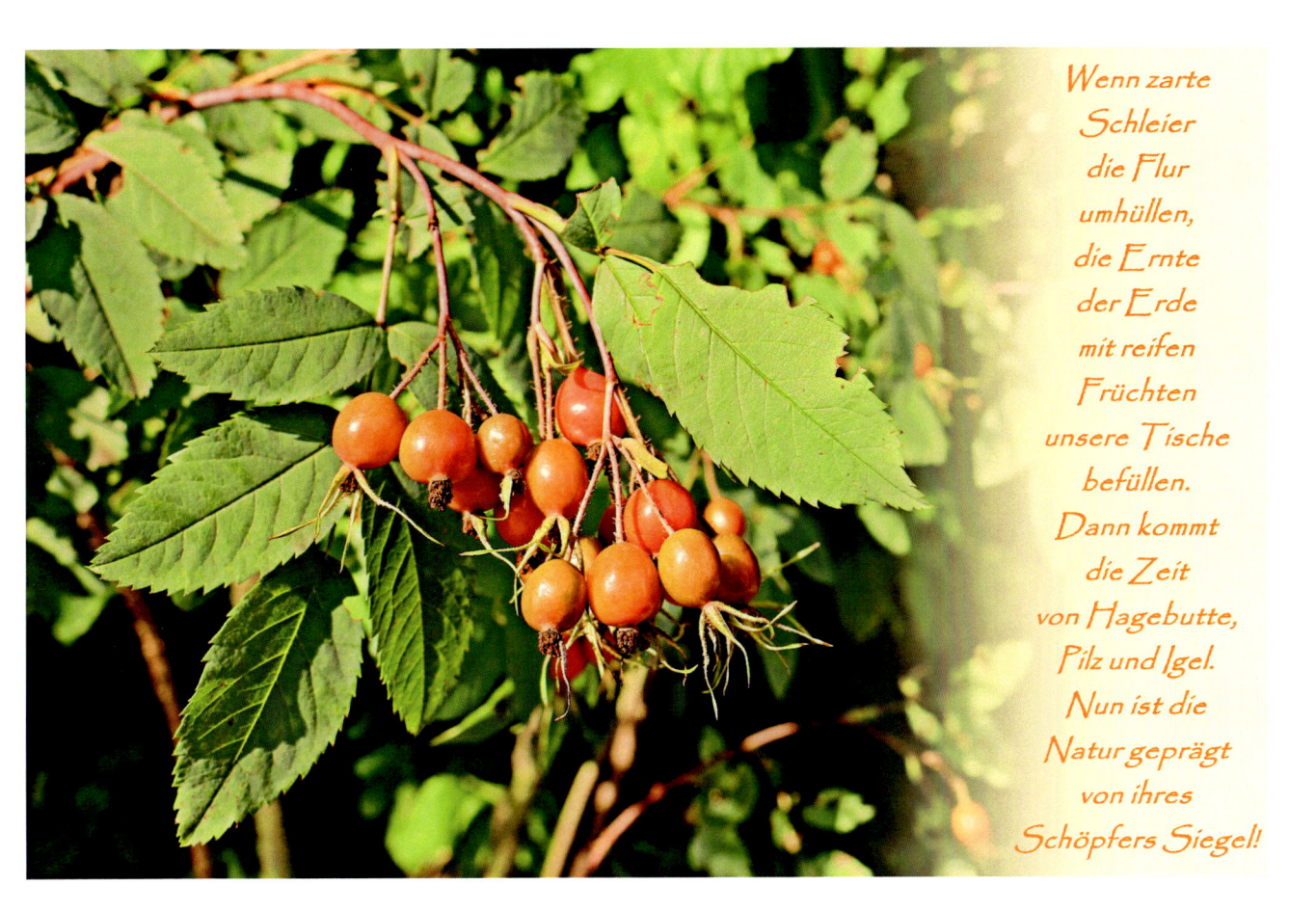

Wenn zarte Schleier die Flur umhüllen, die Ernte der Erde mit reifen Früchten unsere Tische befüllen. Dann kommt die Zeit von Hagebutte, Pilz und Igel. Nun ist die Natur geprägt von ihres Schöpfers Siegel!

an der Stelle – ebenfalls ohne Erfolg. Kein Tier ließ sich blicken! Mir war klar, dass es sich hier nur um einen Igel handeln könnte. Irritiert war ich lediglich darüber, jetzt schon im August möglicherweise einen Igel anzutreffen, da bekanntlich erst der Herbst ihre Zeit ist. Nun, der Sommer war heuer ohnehin ein wenig gewöhnungsbedürftig und ich spürte in diesem Jahr einen frühen Herbstbeginn. Die vielen Hagebutten, Vogelbeeren und fast ausgereiften Kastanien ließen darauf schließen.

So beendete ich den Abendspaziergang mit dem Vorsatz, am nächsten Tag die Kamera mitzunehmen. Am nächsten Abend – so wie geplant – war ich mit Hund und Kamera unterwegs und mein Hund und ich schlenderten wieder an denselben Plätzen umher. Leider ließ sich auch an diesem und am nächsten Abend kein Igel blicken.

Ich war ein wenig traurig darüber und mir fiel eine Geschichte ein, bei der es mir ähnlich erging. Im Rahmen meiner Seniorenbetreuung pflegte ich Kontakt zu einer alten Dame, die ein großes Haus bewohnte, zu dem auch ein riesiger Garten gehörte. Den Garten zierten mindestens ein Dutzend Vogelhäuschen. Die Dame lebte allein mit ihren zwei kleinen Hunden und es bereitete ihr die größte Freude, die Vogelhäuschen mit ausreichend Futter zu versorgen. Als ihr dann im Herbst ein ganz junger Igel zulief, beauftragte sie mich sofort, ein entsprechendes Häuschen für ihn zu kaufen. Gemacht, getan und wir platzierten die Igelbleibe im Garten, damit das Tier dort überwintern konnte. Die Dame fütterte ihren neuen Mitbewohner jeden Abend um dieselbe Zeit. Als sie dann für eine Woche verreiste, bat sie mich, die Igelversorgung zu übernehmen. So fuhr ich jeden Abend gegen 19:00 Uhr in ihr Haus, richtete dem Igel sein leckeres Futter her, stattete die Vogelhäuschen mit Sonnenblumenkernen aus und fuhr nach getaner Arbeit wieder zurück. Dies war mein schönster Auftrag und noch heute muss ich darüber schmunzeln. Denn mir gelang es auch damals nicht, den Igel vor die Kamera zu locken.

Nun, so wird es mir wahrscheinlich mit meinem Igel auf meinen Abendspaziergängen auch ergehen, dachte ich. Vermutlich sind Igel zu scheu, um sich Menschen zu nähern. Als ich jedoch am vierten Tag wieder mit meinem Hund spazieren ging, saß auf der Wiese ein Igel. Es störte ihn überhaupt nicht, als ich vorsichtig auf ihn zuging. Und selbst vor Chiron schien er keine Angst zu haben und rollte sich erst zusammen, als Chiron ihn neugierig beschnuppern wollte. So konnte ich das possierliche Tierchen fotografieren. Und nun zeige ich Ihnen – liebe Leserinnen und Leser – mein Ergebnis.

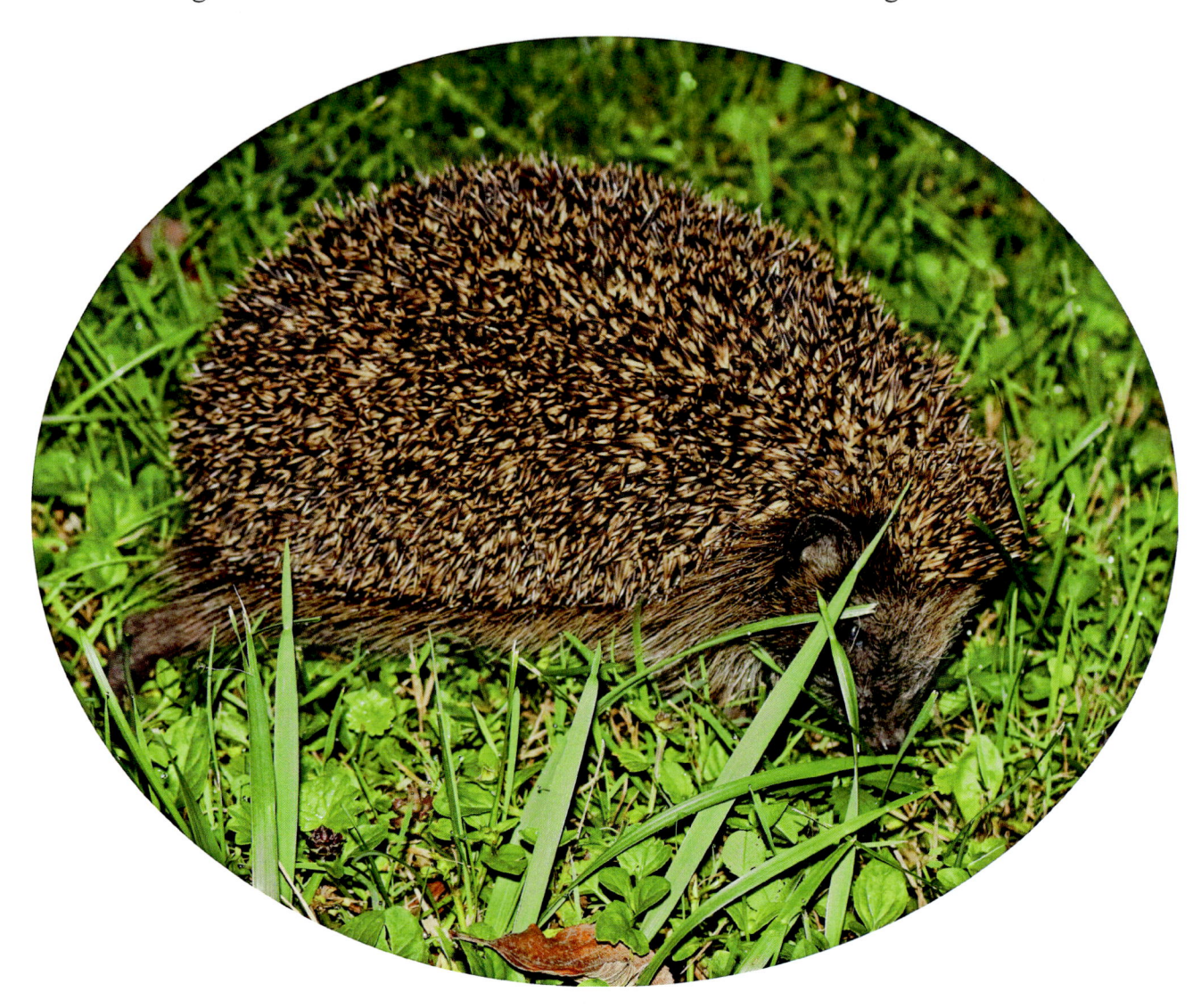

Gedicht

Nach einem Tag mit vielen Mühen,

Futter suchen, im Gras rumwühlen.

Werde ich mich nun zur Ruh begeben,

schlafen und mich nicht mehr regen!

Träumen von Gaben der Mutter Erde,

auf das ich groß und stark bald werde!

Ich wünsche Ihnen eine Gute Nacht und allseits schöne Träume. Achten Sie doch mal demnächst auf Geräusche im Gebüsch, vielleicht entdecken Sie auch so einen putzigen Freund.

Weiterführende Informationen:

Igel gehören erdgeschichtlich zu den ältesten noch lebenden Säugetierarten. Ihre Vorfahren lebten bereits vor ungefähr 65 Millionen Jahren. So wie sie jetzt aussehen, gibt es sie immerhin auch schon seit ca. 15 Millionen Jahren. Also ein prähistorisches Stacheltier, welches ausgewachsen 6000 bis 8000 Stacheln aufweist.

Bei Gefahr oder Berührung rollen sie sich mithilfe eines Ringmuskels ein und stellen die Stacheln zum Schutz auf. Sie haben einen äußerst ausgeprägten Geruchssinn und ihr Gehör reicht weit in den Ultraschallbereich hinein. Entgegen der oft verbreiteten Meinung mögen Igel kein Obst und Gemüse. Sie ernähren sich hauptsächlich von Insekten, Regenwürmern, Spinnen und Schnecken. Im Herbst fressen sie sich ein Fettpolster an, das als Energiespeicher dient, und können bis zu einem halben Jahr ohne Nahrung auskommen. Während dieser Zeit halten sie ihren Winterschlaf und verlieren dabei 20 - 40 % ihres Körpergewichts. Sie wiegen 800 - 1500 Gramm und sind 24 - 28 cm groß!

Aktivierung/Beschäftigung: Basale Stimulation

Diese Vorlesegeschichte ist für den Abend gedacht und dient somit der reinen Entspannung. Im Anschluss an die Vorlesephase können Sie leise Musik einspielen, um die Entspannung weiterhin zu fördern. Zur Unterstützung eines guten Schlafes wären mögliche Einschlafhilfen (Tasse mit warmer Milch oder beruhigendem Tee, Duftsäckchen „Lavendel") zu empfehlen.

Kleine Gute-Nacht-Gedanken, eine gemeinsame Meditation oder ein Gebet können einen ereignisreichen Tag liebevoll beschließen. Eine innige Umarmung kann hilfreicher als manche Schlaftablette sein. Probieren Sie es aus! Jede Seele sehnt sich nach Geborgenheit – ausgedrückt durch sanften Körperkontakt. (Voraussetzung: Er ist vom Demenzkranken gewünscht und wird von ihm zugelassen.)

In der Geschichte ging es um einen Igel, der sich bei der kleinsten Berührung zusammenrollt und seine Stacheln aufstellt. Doch für den Menschen ist Berührung ein lebensnotwendiges Grundbedürfnis. Der Körperkontakt findet über die Haut – das größte Organ - statt, welches über ca. 5000 Sinneszellen verfügt. So kann gezielter Körperkontakt einerseits zur Beruhigung und Entspannung und andererseits zur Anregung und Stimulation eingesetzt werden. Bei Demenzkranken kommen über alle Sinnesorgane immer weniger Informationen an, so dass bei fortgeschrittener Erkrankung dieser Reizverarmung durch Autostimulation begegnet wird. Dieser „Hilfeschrei" oder „Notruf" äußert sich oft durch folgende typische Beispiele:

- Nestelbewegungen auf der Bettdecke, an der Kleidung usw.
- Reiben und Kratzen auf der eigenen Haut
- Mit den Fingernägeln auf dem Tisch kratzen
- Wippen und Schaukeln mit dem Oberkörper

Bei der Basalen Stimulation wird gezielter Körperkontakt als Methode angewendet, die Wahrnehmungsbereiche zu aktivieren und die Sinne anzuregen. Diese Praxis ist in der Einzelbetreuung sowie in einer kleinen überschaubaren Gruppenstunde hilfreich. Besonders für Bettlägerige nimmt die Basale Stimulation einen herausragenden Stellenwert ein! Denn auch wenn scheinbar keine aktive Teilnahme an Beschäftigungen stattfinden kann, sind die demenziell Erkrankten auf der nonverbalen Ebene erreichbar.

Folgende Auswahl der Basalen Stimulation möchte ich Ihnen vorstellen:

Streichungen: mit unterschiedlichen Materialien fördert die Körperwahrnehmung. Empfehlenswert wäre ein Waschhandschuh, eine weiche Bürste, ein Schwamm oder Watte.

Hand- und Fußeinreibung: mit einer wohlriechenden Lotion.

Vibration: eine elektrische Zahnbürste oder einen elektrischen Rasierapparat in die Hand geben.

Glocke oder Klangschale: wirkt durch den Klang (nur sanft anschlagen).

Zimmerbrunnen: Plätschergeräusche

Schaukeln im Schaukelstuhl: Förderung des Gleichgewichtssinnes

Wiegen: Den Demenzkranken im Arm wiegen.

Betthupferl: Ein Stück Schokolade stimuliert die Geschmacksnerven. Der zarte Schmelz regt die Speichelflüssigkeit an und kann wohlige Erinnerungen hervorrufen.

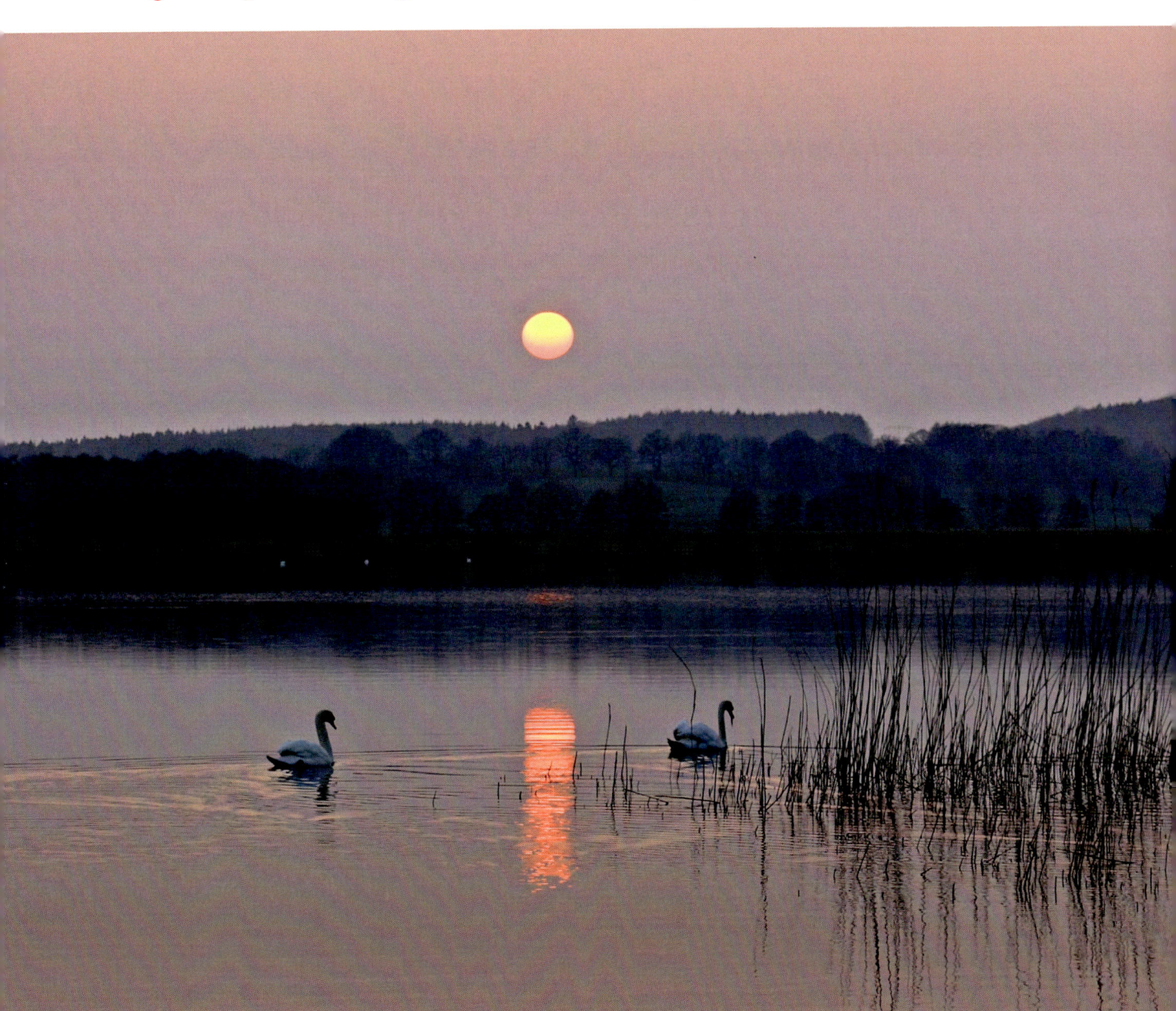

Es ist schon dunkel am Himmelszelt,
versunken ist das Leben, der Welt.
Aber nur für eine geruhsame Zeit,
auch der Mond ist nicht mehr weit!
Er schickt Dir den schönsten Traum
und öffnet den heiligen Engelsraum!
Nun schlafe sanft in Gottes Segen,
darfst Dich auf's weiche Kissen legen.
Ein Schutzengel hält die ganze Nacht,
über Dich seine wohlwollende Wacht.

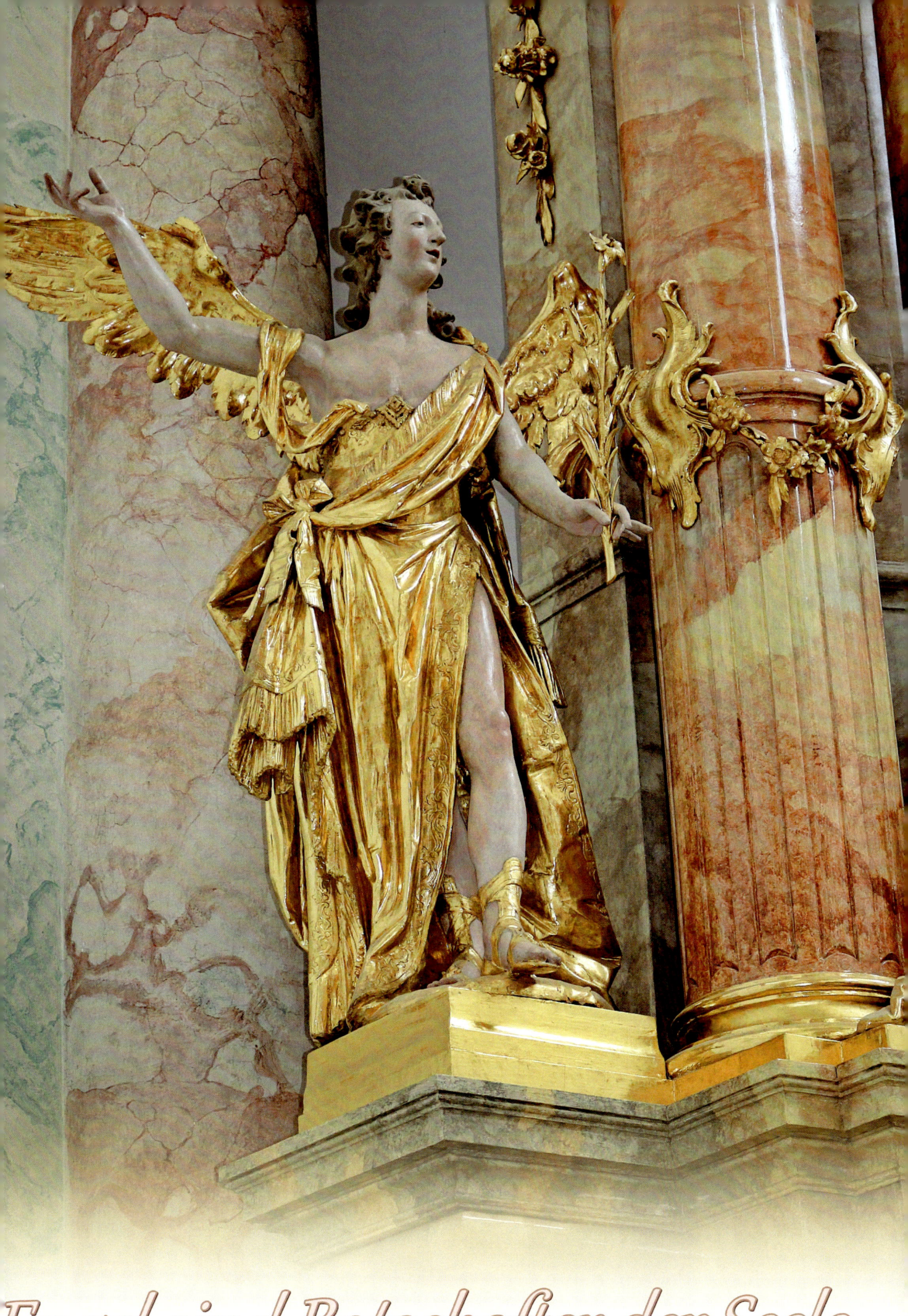

Engel sind Botschafter der Seele

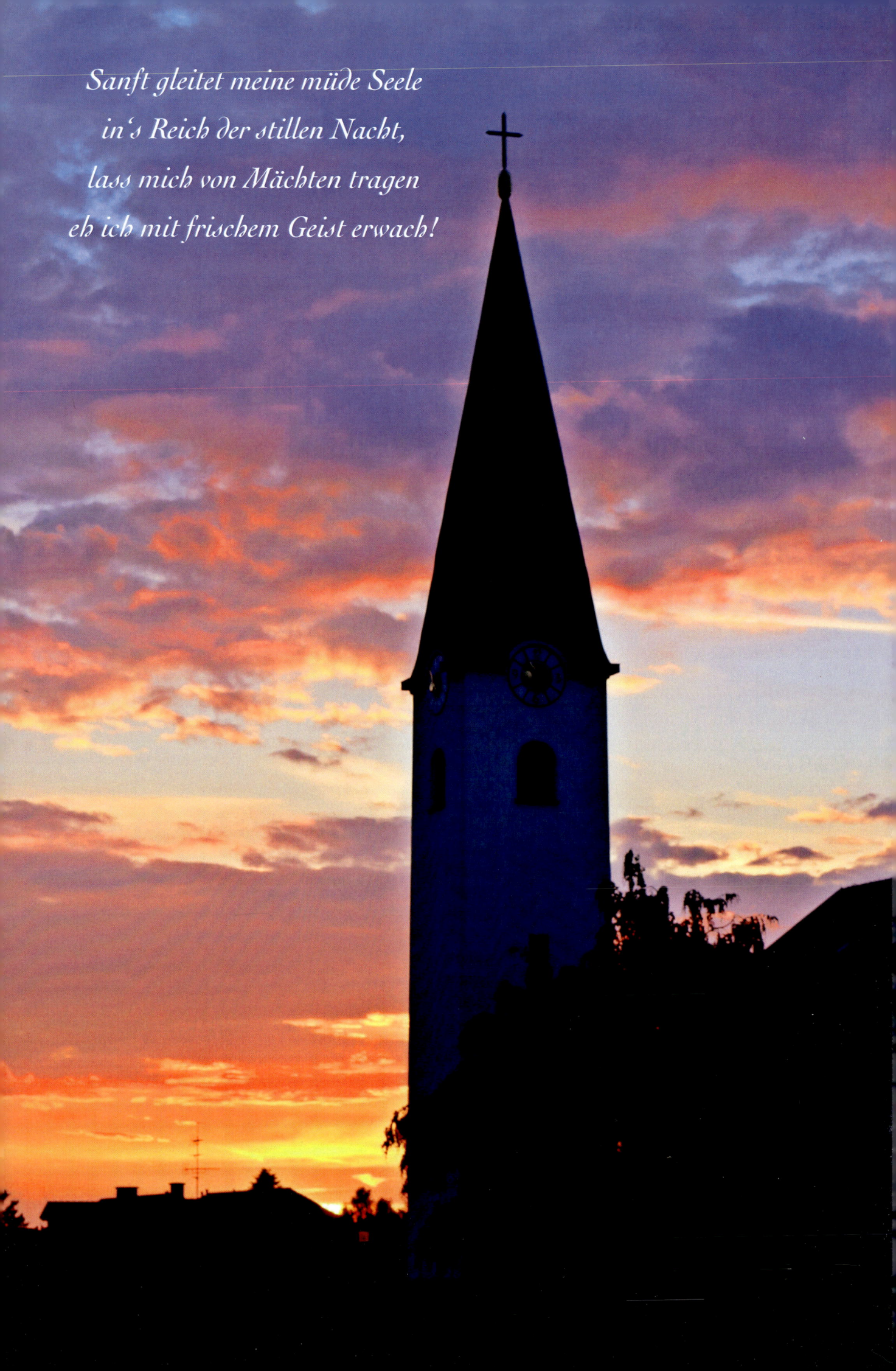

*Sanft gleitet meine müde Seele
in's Reich der stillen Nacht,
lass mich von Mächten tragen
eh ich mit frischem Geist erwach!*

„Bohnerwachs und Kaffeeduft" jetzt auch als Memory

Dieses Memory kreierte ich eigens für Senioren mit Demenz, denn ich weiß aus eigener Erfahrung, dass die beliebte Beschäftigung und Aktivierung eine hervorragende Übung zum Erinnern ist. Bewusst wählte ich die schönsten Fotos aus meinem Buch aus. Diese 24 Pärchen stellen somit einen Klassiker unter den Spielen für Demenzkranke dar. Mit diesem Gedächtnistraining mit Hilfe der Karten lassen sich die Vorlesegeschichten des Arbeitsbuches noch lange lebendig halten. Das Besondere an diesem Memory ist, dass es zu verschiedenen, weiteren Spielvariationen einlädt.

Beispiel: Sie legen 3 Blumenfotos in eine Reihe und ein Foto mit einem Tier dazu. So können die Senioren raten, welches Bild nicht in die Reihe passt!

Die Themen mit jeweils 3 Fotos sind:

Kaffeeduft, Apfel, Wildtiere, Blumen, Fahren mit Verkehrsmitteln, Hund, Fliegende Gäste im Garten, Urlaub/Meer.

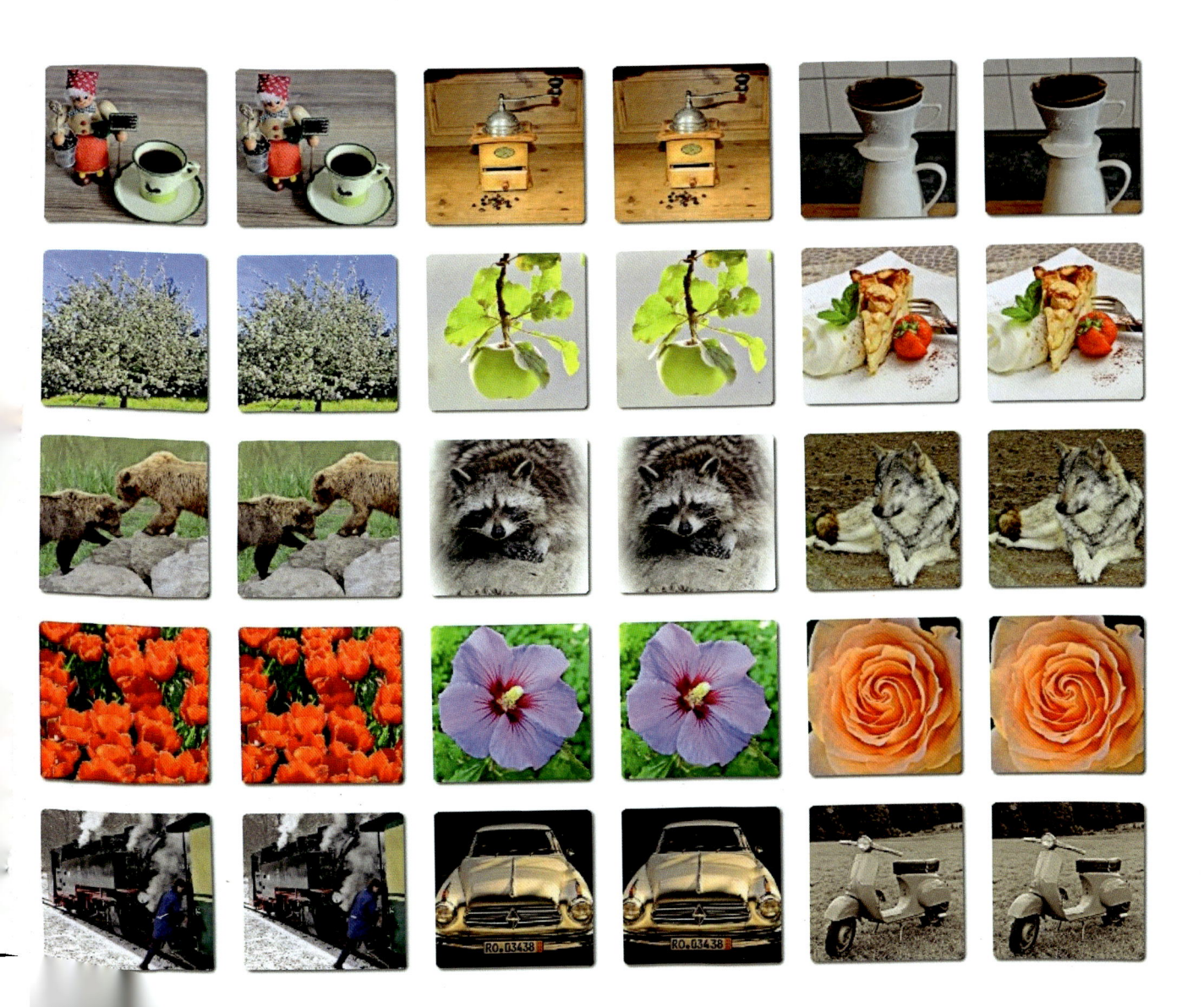

Als Besonderheit biete ich die Memory-Kärtchen in einer stabilen und hochwertigen Holzkiste an, so dass Sie sofort eine „persönliche Schatzkiste" (wie auf Seite 63 meines Buches beschrieben) bestücken können. Eine ansprechende Idee wäre, sie gemeinsam mit den Senioren zu bemalen, zu bekleben und auszuschmücken, so dass sie dadurch eine persönliche Note erhält.

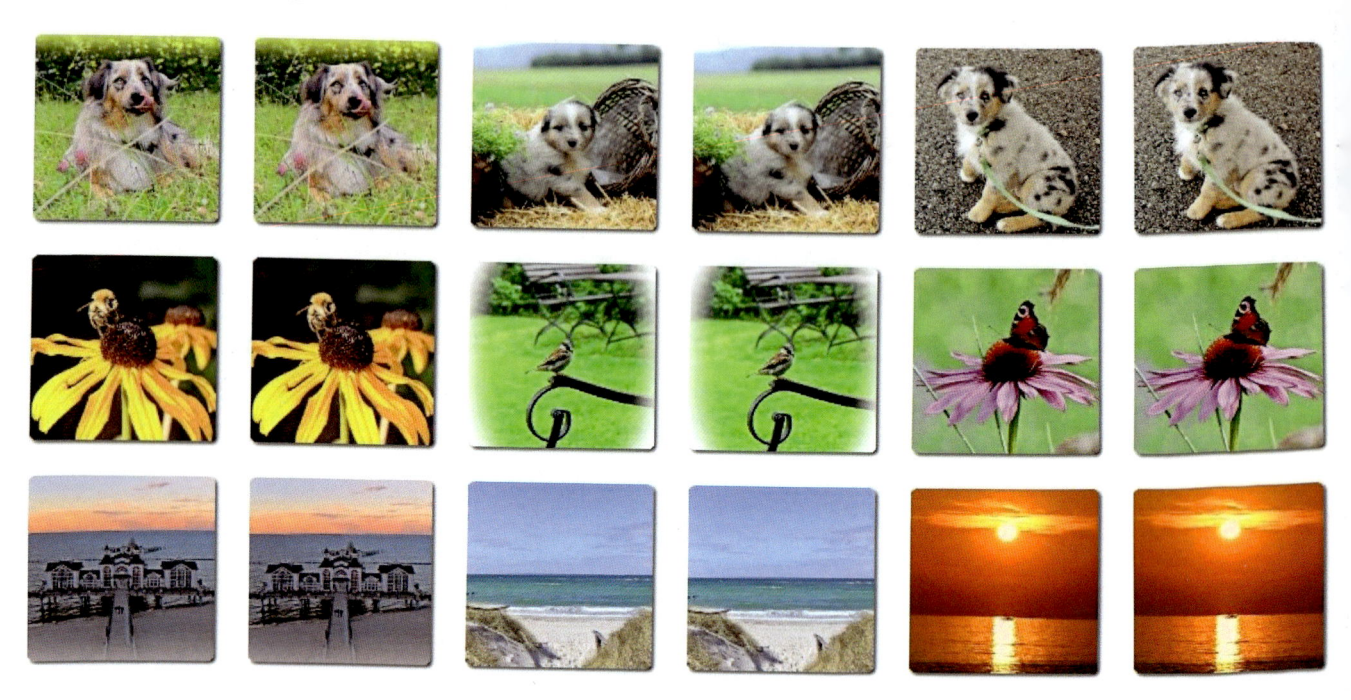

Die Holztruhe bietet genügend Stauraum für die Memory-Karten und alle gesammelten Kleinigkeiten, die den Senioren am Herzen liegen.

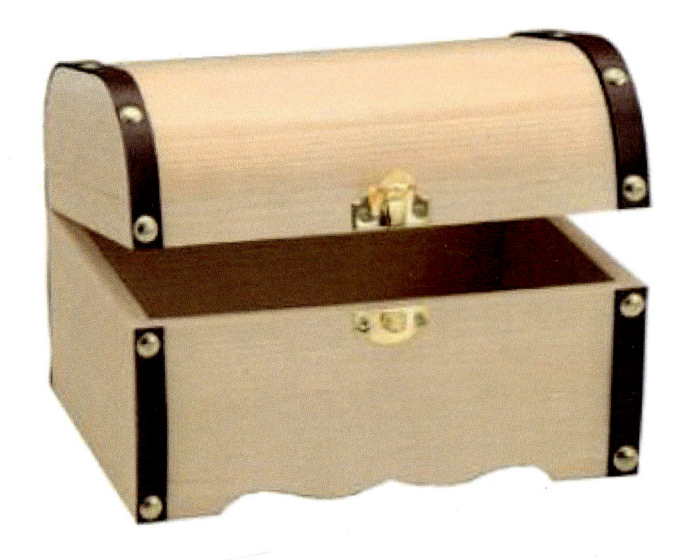

(B: 18,0 x T: 13,0 x H: 12,5 cm, Bildquelle: Glorex GmbH)

Bei Interesse schauen Sie bitte unter der Homepage: www.chironcare.com oder www.apollontempelverlag.com